AMAMANTAR

es una

JODIENDA

Sin embargo lo hacemos con amor

DE CASSI CLARK

TRADUCIDO POR LUCIANA GALUP Y

MAYRA SEPÚLVEDA

ISBN 9780692112359

ISBN: 978-0-692-11235-9

www.cassiclark.com

www.breastfeedingisabitch.com

Personajes y características

Este libro no tiene el propósito de diagnosticar, sino de entretenimiento y conmiseración. En él, relato mi agonizante, desalentadora, y a veces hermosa experiencia de amamantar. Además, incluyo historias que me contaron mamás súper generosas y predispuestas. Sus nombres fueron modificados u omitidos, para preservar sus identidades y las de sus bebés. En algunos casos, usé nombres de Santas o relacionados con ellas, porque pienso que toda mujer que se abre camino a la maternidad y su consecuente sacrificio mental, físico y anímico, es digna de ser llamada santa.

LAS SANTAS

Santa Mónica es la patrona de las madres; sufrió por su hijo al igual que una mujer que conocí gracias a un centro en Denver para mamás. Ella me integró gentilmente y, junto a otras mujeres, organizábamos reuniones para que nuestros hijos jugaran. Sin saberlo, me salvó de una muy temida soledad y melancolía posparto.

Mi amiga con gemelos ha criado cuatro chicos inteligentes y talentosos, hoy ya jóvenes adultos. Nos conocimos por una amiga en común (que amaba amamantar) y formamos un vínculo mediante la pasión por el esquí, acá en Colorado. Ella es mi claro ejemplo de lo que es amar ser mamá y mantener su maravillosa identidad propia (un cambio de perspectiva que me llevó tiempo adoptar).

Fiachra es un nombre irlandés que significa santa irlandesa. Esta mujer es tan santa como irlandesa; madre de una amiga, que siempre se preocupó por mi familia como si fuera la suya. Es súper abierta y generosa, y es exactamente la clase de persona en la que pretendo convertirme algún día. Fiachra crió a sus hijos en la zona este de Virginia.

Mi prima mayor, de Nueva Hampshire, siempre fue mi modelo a seguir. Cuando yo tenía diez años la admiraba por ser mayor y buena onda, y ahora es por su personalidad tan dinámica. Es inteligente, fuerte, amable y generosa. Ella tuvo un parto en casa encantador (la cual me asombraba), solo para que sus parteras la olvidaran cuando dejó de amamantar después de dos episodios severos de mastitis. Yo la llamo *Juana* por santa Juana de Valois, porque ambas padecieron dolor.

Como su tocaya, mi santa *Adele* es ante todo madre y esposa. Aunque nunca la he conocido personalmente —es la esposa de un compañero de trabajo de El Mejor Marido; y vive en Nuevo México—, es conocida por ser una gran madre y esposa –palabras de su marido a quien sí conocí. Nos hicimos amigas mientras hablábamos de temas como el frenillo lingual en los bebés. Ella compartió conmigo sus experiencias detalladamente y con mucha amabilidad.

Mi *prima de Escocia* me enseñó mucho sobre la transición de alimentos líquidos a sólidos, a través de sus historias y de su ayuda desde el otro lado del charco. Ella es el tipo de mujer a la que amamantar le resultó muy fácil; y como la adoro, jamás la he envidiado. Además, es bueno conocer personas que tuvieron buenas experiencias, para que el resto de nosotras sepamos cuando algo no está saliendo bien y podamos pedir ayuda.

Santa *Isabel Ana Seton* fue madre y educadora. Ella dedicó su vida a los niños. Mi santa Isabel es una mujer devota y totalmente comprometida con su familia y a ayudar a los demás. Como muchas de nosotras, ella no era completamente consciente del trabajo que asumiría, pero con firmeza enfrentó el desafío. Isabel y yo nos conocimos esquiando en Wyoming; ahora vive con su familia en Utah.

Mi amiga enfermera es ese tipo de madre con agallas y llena de vida que todos necesitamos tener cerca. Tiene muy buen sentido del humor y es muy alentadora, tanto así que logra que hasta los momentos más difíciles parezcan solo futuras anécdotas para contar. Es esa clase de mujer que presenta la maternidad como un club divertido al cual te quieres unir. Vive en Oregón, ¡vamos Patos!

Saeran es un nombre galés que significa santa. Ella y su esposo fueron dos santos ayudándonos y preparándonos a El Mejor Marido y a mí con todo lo que respecta al bebé. Ambos aprendieron mucho con la crianza de su hermosa hija, recibiendo muy buenos consejos que finalmente heredé junto a las mejores piezas de ropa usada. Sin ellos, quizás hubiésemos estado perdidos.

Dicen que nada te prepara para tener un bebé, sino el tenerlo. Imagina tener un bebe… y encima tener neumonía… ¡Carajo! ¡Si puedes superar eso, puedes contra todo! Mi amiga, *la practicante*, es una mujer inteligente, fuerte y resiliente; es imparable. Ojala todos podríamos contar con resistencia como la suya.

Riona significa santa, y como lo indica su nombre, ella es increíble. Es activista contra el abuso y la explotación; se preocupa por cada uno de sus familiares, hace trabajo voluntario en el arte y la cultura, y es realmente la persona más genuina y linda que conozco. Su positivismo, y compasión como madre primeriza, me ha ayudado a ganar confianza y seguridad en mi propio rol de mamá.

En el transcurso de este libro, he conocido gente que se entusiasmó mucho con el proyecto. Una de esas personas fue *una amiga de mi prima*, que me habló sobre el miedo a la catástrofe inminente (leer Pegarse al pecho). Su emoción y entusiasmo por compartir sus conocimientos, y el entusiasmo de personas como ella, hicieron que este libro sea posible y muy provechoso.

Se dice (acertadamente) que se requiere de toda una aldea para criar a un hijo. Algunas personas, como yo, son integradas a ellas, mientras que otras las crean de una forma maravillosa. *Phiala*, que significa santa, no solo me dió la bienvenida a su aldea, sino que además defiende y apoya la maternidad para que todas podamos pertenecer a una. En la mía incluso están mi naturópata, una profesora de mi Maestría, las mujeres de grupo de apoyo para padres, todas las mujeres de mi familia y de las familias de mis amigos, los colegas dentro de mi círculo íntimo y sus esposas, y una vecina servicial que nos ayudó y nos brindó recursos para la contención del bebé.

Contents

Introducción

Amamantar es una jodienda. No me vengan con eso de que las mujeres lo han hecho durante siglos, no se engañen. Amamantar exitosamente requiere de coraje, resiliencia, paciencia y apoyo, y eso siempre será así. Si tu pareja o tu grupo de apoyo no te elogian por tu heroísmo, cuando amamantes durante los primeros dos o tres meses (sin importar cómo llegaste hasta ahí) y tu bebé esté sano y feliz, hazles saber que esperarás ohhs y ayys, porque realmente eres increíble.

"¡Hay que promover la lactancia! ¡Sííí!". Comentamos con orgullo feminista en todas las redes sociales y entre nuestro círculo de amigas. Pero a las tres de la madrugada te encontrarás diciendo, "Dios mío, ¿qué hicimos para merecer esto?". Racionalmente sabemos que la lactancia es lo mejor para nuestros bebés, e instintivamente muchas queremos hacerlo, pero la ensoñación durante nuestro embarazo no nos prepara para el dolor, la frustración, la culpa y el miedo que posiblemente experimentemos al elegir amamantar.

Si todavía no lo sabes, déjame decirte que los bebés no nacen sabiendo succionar. Nada es como se ve en la TV, donde los supuestos recién nacidos se acurrucan en el pecho tamaño perfecto de su mamá, y succionan en armonía total mientras ella lo acaricia y sonríe. Los bebés recién nacidos son criaturas pequeñas con boquitas diminutas y, durante los primeros días, semanas y hasta incluso meses, muchas de nosotras tenemos los pezones hipersensibles y pechos del tamaño de la cabeza de nuestro hijo. Tu prima y sus historias sobre lactancia de ángeles y arcoíris, te está mintiendo o es una de las pocas suertudas (no te preocupes,

1

sus problemas aparecerán con alguna otra cuestión, por ejemplo hacerlo dormir).

Para algunas mujeres dichosas, el dolor inicial del bebé succionando una de las terminaciones nerviosas más sensibles de nuestro cuerpo, solo dura una semana; pero es una semana de locos, dirigida por hormonas que hacen que tus peores días de embarazo parezcan normales. Absolutamente todo produce ansiedad y hay una constante preocupación sobre si tu bebé se agarró bien, si está comiendo lo suficiente y si está aumentando de peso.

Para el resto de nosotras, la lactancia está llena de preocupaciones relacionadas con tener poca leche, pechos terriblemente congestionados y adoloridos, vasoespasmo del pezón, frenillo sublingual corto en el bebé, mastitis, forma inapropiada de la boca del bebé... o que el bebé no quiera succionar, o son quisquillosos para comer, lloran en la teta o se duermen en ella... y la lista continúa.

Esta es mi historia, pero no solo la mía. Es la historia de más de veinticinco amigas, familiares y conocidas. Estas santas contestaron generosamente mis mensajes de Facebook y mis correos electrónicos, en los que relataban historias sinceras sobre momentos difíciles, anécdotas graciosas e incluso algunas historias sobre bebés angelitos y momentos que nacieron como el arcoíris después de la tormenta. Estas son nuestras historias sobre la asombrosa y realmente difícil etapa de alimentar a un bebé.

Los relatos son por una parte graciosos, por otra irreverentes, extremadamente gráficos y totalmente increíbles, todo al mismo tiempo. Abarcan todo un abanico de experiencias durante la lactancia materna, que va desde la agonía hasta la santidad y desde la tormenta hasta la dicha plena. Y son la historia de cada madre, sin importar la manera de alimentar a un hijo.

Ojalá nuestras historias logren disminuir tu sentimiento de soledad, y puedas tener tantos momentos hermosos de lactancia como tu bebé y tú deseen.

¡Vamos chica! Amamantar es una jodienda, pero sin embargo lo hacemos con todo nuestro amor.

CAPÍTULO 1

Conociendo al bebé

Cuando era adolescente tuve mi primer y único sueño sobre un embarazo.

Pensándolo ahora, estoy segura de que ese sueño tuvo algún significado más profundo, algo así como si algún aspecto de mi misma estuviera creciendo y desarrollándose, o fuese la representación del inicio de una nueva idea, dirección o meta. Pero en ese momento, me aterrorizaba de solo pensarlo. No quería tener un hijo; me asustaba la idea de ser madre, de ser responsable de la vida de otro ser humano. Me convencí de que sería una pésima madre y arruinaría a cualquier hijo que tuviera, tanto con mi personalidad como con mi crianza. Mantuve esta postura hasta los treinta años, cuando me enamoré del hombre que eventualmente se convertiría en El Mejor Marido, pero antes de llegar a eso, teníamos que conocernos bien.

A los cuatro meses de relación, decidió ver qué tanto de lo que decía sobre mis metas en la vida, era real. Era el día clave, que llevaría la relación al fracaso o al éxito, aunque no estoy segura cómo no fracasé yo. Él quería saber si yo realmente valía la pena, así que comenzó a hurgar entre mi miseria sentimental, hasta que se topó con una resistente pared emocional. Con varios martinis encima (los dos vestidos divinos como cuando vas a una cita) él hacía pregunta tras pregunta, que yo respondía con risita nerviosa y un

4

torrente de lágrimas. Muchas de mis respuestas no las creía, así que volvía a hacer la misma pregunta. Al final, logró conocer a mi verdadero yo y decidió que sí valía la pena esta relación. En esa charla me hizo sentir segura como futura esposa y madre. No tener hijos no era una opción para él, así que cuando nos casamos accedí. A uno.

Obviamente, me llevó un tiempo estar emocional y psicológicamente "preparada". Habíamos planificado ser una de esas parejas que buscan un hijo en el momento perfecto. Discutíamos sobre tener en la familia otro pisciano como yo (no era su primera opción) u otro leonino como él (no era mi primera opción). Al final, el momento perfecto se adelantó por una mezcla de razones. Había dejado las pastillas anticonceptivas por indicación médica, nos habíamos ido de vacaciones a Los Ángeles y disfrutamos de unos cuantos Gin en la fiesta de San Patricio – unos seis meses antes de lo planificado.

Tengo que decir que no era una espléndida y feliz mujer embarazada. Odiaba estar embarazada. Mi pelo estaba todo pajoso, mi piel se brotó en acné, estaba agotada y me sentía incómoda en mi propio cuerpo. Para culminar la lista, aumenté dieciocho kilos a pesar del ejercicio y la comida sana. Además, igual que mi mamá, me inflamé toda.

Pero sobreviví. Rescataba a El Mejor Marido de mis momentos de locura y mis bajones, obligándolo a salir y socializar con nuestros amigos, sin importar lo que él realmente quería hacer. Armamos un pequeño espacio para el bebé en nuestro departamento (le llamábamos cariñosamente "la cueva del bebé") y también tomamos clases sobre cuidados para el bebé y sobre cómo sacarlo de mi interior.

Como el bebé estaba en posición de nalgas, hicimos todos los ejercicios extraños recomendados por los cuentos de viejas. También intentamos acupuntura e incluso algo de magia china con inciensos.[1] Con solo una semana de

---

1   Moxibustión

tiempo, desistimos de intentar darle vuelta y buscamos un doctor que pudiera realizar un parto vaginal con un bebé en esa posición. Fue bastante estresante tener que abandonar la obstetra que nos atendió durante treinta y ocho semanas, pero yo no iba a someterme a una cirugía solo porque ella no sabía cómo recibir a un bebé de nalgas. Como una víctima que aún electrocutándose se aferra al cable pelado, me aferré a que mi parto fuese vaginal y a amamantar a mi bebé. Simplemente no podía perdérmelo.

El trabajo de parto fue, como la palabra lo indica, un trabajo realmente duro. Las primeras doce horas fueron tolerables, al estilo ir de shopping y salir a comer afuera (fantasías que nos recomendó que tengamos nuestra profesora del curso preparto). Las horas que siguieron no fueron tan agradables. Después de tres o cuatro horas al estilo vomitar y quedarse abrazada al inodoro – con lo que definitivamente no había fantaseado– terminé por abandonar al menos una parte de lo que habíamos aprendido sobre el parto natural, y pedí la epidural. La recompensa fue siete u ocho horas feliz de una emoción maravillosa médicamente inducida.[2] La última parte es algo así como una rutina de ejercicios de Pinterest. Después de hacer sentadillas durante dos horas (sosteniéndome de la cama) finalmente tuvimos un bebé varón sanito y súper rubio, a quien le di la bienvenida con un "¡Mierda!". Estaba completamente asombrada de que esa criatura saliera de mi interior, y no podía creer que se pareciera a mí en lugar de ser una versión en miniatura de El Mejor Marido.

Mientras nos acomodábamos en la habitación y yo me hacía íntima amiga de la compresa de hielo, me maravillaba con lo perfecto que él era, completamente segura de que lo más difícil había pasado, o al menos eso pensé. Parir

---

2   Si tienes la posibilidad, pide una dosis baja. Puedes incluso moverte un poco en la cama y tus contracciones parecen pequeñas pataditas del bebé.

naturalmente a un bebé de nalgas había sido una jodienda, pero amamantar sería pan comido ¿cierto?

CAPÍTULO 2

¡¿Se supone que tengo que mantener a este bebé con vida?!

Como muchos padres primerizos, El Mejor Marido y yo asistimos a la mayor cantidad de clases posibles sobre el bebé y sus necesidades, pero no a clases sobre amamantamiento. No tengo la menor idea del por qué. Voy a pretender que no existían, aunque probablemente sí, porque allegados afirman haber asistido a ellas. En nuestras clases de nada que aprender sobre alimentación nos hablaron sobre qué esperar en el trabajo de parto, algo para lo que nadie puede prepararte, sino que aprendes, creo yo, haciéndolo (yo solo tengo un hijo, así que no puedo asegurar si parir una vez te prepara para hacerlo la segunda). Nuestra profesora del curso nos hizo practicar técnicas de respiración para las contracciones mientras sosteníamos un cubito de hielo. Te puedo asegurar que el parto no se parece en lo más mínimo a sostener el cubito en la mano durante un minuto, mientras respiras atravesando el dolor. Además aprendimos cómo cuidar a Mi Pequeño Lechólico (en ese momento un feto que chupaba mi energía y me hacía engordar); también cómo prevenir el Síndrome de Muerte Súbita Infantil (aparentemente la cosa es simple: no tener ni usar nada, porque cualquier cosa puede ser potencialmente peligrosa), y como darle un baño y ponerle el pañal a una muñeca estática –imaginen nuestra sorpresa cuando nuestro bebé comenzó a gatear y decidió que los pañales ya no eran necesarios, ¡y que valía la pena pelear a muerte por eso!

Durante una de las clases nos explicaron que antes de tener el alta en el hospital, una enfermera tenía que aprobar nuestras aptitudes como padres. No guardábamos ilusiones de ya estar preparados; estábamos tan predispuestos y preparados como podíamos, y nos fortaleció el pensar que las enfermeras nos enseñarían durante el postparto con nuestro bebé real en movimiento. ¡Estábamos listos para aprender y deslumbrarlos!

Ay… qué equivocados estábamos.

A mi Prima de Escocia le habían ofrecido asesoramiento en el hospital, para bañar a su bebé y cambiarle los pañales. Acá en América, mi santísima Amiga con Gemelos es la única mujer que conozco que tuvo instrucciones y ayuda por parte de las enfermeras sobre los cuidados de los bebés. Ella aprovechó el tiempo extra que pasó en el hospital después del parto, recuperándose de una lesión en la vejiga. Dijo que "fue algo bueno, porque era joven (veintidós años) y estábamos a casi mil trescientos kilómetros de nuestra familia."

En nuestro hospital había una lista de control, pero era para cosas como vacunas y chequeos pediátricos. No había nada sobre cómo ponerle un pañal de tela gigante a una cosita diminuta y movediza, o cómo mantener a un pequeño escurridizo dentro de la bañera, o incluso clases para saber hasta qué punto forzar los bracitos del bebé para pasarlos por las mangas extremadamente angostas de la ropita que aparecía sorpresivamente cada vez que llegaba el correo.

En cada recorrido hospitalario que hicimos, (tres en Denver) alardeaban acerca de su servicio de asesoramiento sobre lactancia. El hospital donde originalmente planeábamos tener a Mi Pequeño Lechólico, incluso decía tener puericultoras las veinticuatro horas. Los otros, incluyendo el hospital donde de hecho él nació,[3] tenían enfermeras con certificados en lactancia. Para una futura mamá semi-preparada, esas eran las palabras mágicas. Sabía que amamantar podía ser duro. Aunque la mayoría de las historias que escuché (por parte de amigas y familiares con hijos de actualmente veinte y treinta años) eran recuerdos lejanos de algo fácil —como poder dormir mientras el bebé lactaba—, también tenía unas cuantas amigas cuyos bebés nunca habían agarrado la teta, así que entendía que la lactancia exitosa no era una certeza. Imaginé que a mi angelito le costaría al principio; yo le enseñaría a abrir su boca, como había hecho una tía con su pequeño lactante; él imitaría mis movimientos y así llenaría su pancita.

Era una linda fantasía. La desafortunada realidad es que la ayuda para la lactancia que proporcionaba el hospital era igual que aprender a higienizar y vestir al bebé… la ayuda estaba ahí, pero tenías que darte cuenta que algo andaba mal para pedirla.

Cuando nació, nuestra doula lo puso en mi pecho y lo ayudó a agarrarse bien al pezón mientras yo seguía conmocionada por su existencia. Ella habló sobre la importancia de buscar el pezón para el desarrollo de su cerebro (o algo así, el recuerdo es un poco borroso) y sobre los beneficios del calostro —ese líquido extraño que sale antes de la bajada de la leche.

Ya en la habitación, la primera enfermera me dijo cómo apretarme la teta y metérsela de empujón dentro de la boca de Mi Pequeño Lechólico. Parecía un poco violento, pero como toda buena aprendiz, hice lo que me dijo. Me enseñó las tres posiciones más favorables: acunándolo (cruzando mis brazos para sostener su cabeza), posicion "fútbol

---

3   De todos los hospitales en Denver, solo uno tiene enfermeras capacitadas para ayudar en partos con bebés de nalgas, y es el único hospital en el que trabaja el único doctor que recibe bebés de nalgas.

americano" (imitando la forma en que sostienen la pelota) y en posición reclinada (poniéndolo a un costado del cuerpo); después, simplemente nos dejaba hacer lo nuestro, para regresar más tarde y preguntarme si el bebé había succionado y durante cuánto tiempo. En realidad, nunca me vio amamantándolo. Yo contestaba correctamente a sus preguntas, sin tener en cuenta lo que realmente era succionar y sin saber si se estaba alimentando bien. Él estaba mamando y a veces mi pecho incluso quedaba adentro de su boca; eso significaba amamantar, ¿no?

El segundo día tuvimos su circuncisión, lo que provocó que durmiera todo el día sin comer (nos habían dicho que era normal) y sin practicar la lactancia en un tiempo tan crucial. Para frustrar doblemente nuestro progreso, la leche no bajó mientras estaba en el hospital (como le pasa a casi todas las mujeres); así que mientras el bebé parecía estar comiendo bien, no había forma –para mí– de constatarlo realmente.

Nadie preguntó si estaba haciendo sonidos obvios que indicaran que estuviera tragando. Nadie me vio amamantarlo para asegurar que lo estuviera haciendo bien. Nadie se percató de que podíamos tener (y teníamos) algunos inconvenientes. Y así, nos dieron el alta.

Al día siguiente de llegar a casa con Mi Pequeño –y hermoso– Lechólico, fuimos súper entusiasmados a nuestra pediatra (como nos indicaron) para mostrárselo con orgullo. Felices con nuestro logro de haber formado un ser humano y haber demostrado nuestras aptitudes como padres –guiándonos por el hecho de que el hospital nos dejó llevarlo a casa– entregamos con gran satisfacción a nuestro bebé, esperando admiración y elogios. La asistente médica lo pesó y la practicante y consejera de lactancia (PA-LC por sus siglas en inglés) hizo un estudio inicial.

Posiblemente nos hayan admirado y elogiado, pero juro que cuando la PA-LC dijo que había perdido el 14%

de su peso (7% es el máximo aceptable según se estableció en Estados Unidos en el 2012) me volví loca. Ella estaba preocupada por una leve deshidratación, pero lo único que escuchó mi cerebro hormonalmente alterado, fue que yo estaba matando de hambre a mi hijo. Hasta ahora ese fue el único momento en que realmente fui la típica embarazada (aunque ya no lo estaba) alterada por sus hormonas, llorando a moco tendido y totalmente ida. (El Mejor Marido coincide en que ese fue el único momento de locura. No hay sarcasmo en su voz. Suena así, como se lee).

La PA-LC vacilaba entre asegurarme que mi bebé estaba bien y que no iba a morir, y la preocupación de mandarnos al hospital justo en temporada de gripe. Como solución momentánea, nos dio un tetero con 60 ml. de fórmula para alimentarlo ahí mismo e intentar hidratarlo, y me aseguró – mientras me dirigían las hormonas y el llanto– que un poco de fórmula solo lo ayudaría a alimentarse momentáneamente mientras bajaba mi leche y no iba a generarle obesidad (yo había escuchado acerca de un estudio que relacionaba la fórmula con la obesidad, pero que fue desacreditado poco tiempo después).

Dios tiene un sentido del humor perverso. La leche puede tardar en bajar hasta cuatro días después del parto. Justo cuando nuestras hormonas están en su peor momento, ocasionando trastornos e inestabilidad emocional, y nuestros bebés la necesitan más que nunca, la leche no está.

Después de que Mi Pequeño Lechólico tomó la suficiente cantidad de fórmula como para recobrar la energía e intentar succionar nuevamente, la PA-LC volvió a explicarme cómo agarrar mi teta y meterla en su boca, a lo que él respondió llorando a gritos. Creo que yo respondería igual si alguien me metiera violentamente una teta gigante en la boca, sobre todo si tenemos en cuenta que debería ir hasta el fondo, algo similar a querer tragar una pelota de fútbol.

Cuando estuvimos más calmados, y quizás con algo de

deshidratación (todos nosotros), nos dijo que volviéramos a casa con la indicación de conseguir un sacaleche de calidad hospitalaria y comenzar a usarlo de inmediato para estimular la bajada. Me aseguró que yo me daría cuenta cuando llegara, aunque en ese momento no podía ni imaginarlo. Mucho de este proceso de tener un bebé había sido totalmente incomprensible para mí hasta el momento en que sucedió.

Esa tarde, después de haber logrado sacar casi cuatro onzas de leche y finalmente haber dejado de llorar, comenzamos a disfrutar una cerveza oscura que mi doula había asegurado que ayudaría, mientras discutíamos dónde comprar un bistec cocido, otra recomendación de ella.

Y entonces, nuestra pediatra llamó.

Ahora, si le preguntas a El Mejor Marido, ella dijo algo así como que Mi Pequeño Lechólico "tiene el sodio alto y quisiera que lo traigas al hospital después de la cena para hacerle rehidratación intravenosa. No hay ningún apuro, él está bien. Para nosotros es algo rutinario cuando hay deshidratación, debido a la falta de líquido entre el nacimiento y la bajada de la leche materna".

Obviamente, yo escuché, "Tu bebé está muriendo; no eres adecuada para ser madre. Eres un fracaso por no ser capaz de alimentar a tu hijo". Repitiéndolo ahora, meses después, suena bastante dramático; pero ese es el encanto de las hormonas durante el postparto: emociones intensas y completamente desequilibradas. Creo que nunca había llorado tanto en mi vida. El Mejor Marido dice que le sorprendió que no me tuvieran que dar un sedante y mi propio suero por deshidratación.

La parte más ardua del trabajo de un pediatra debe ser lidiar con los padres. Este fue justamente el caso del que estaba disponible cuando llegamos al hospital. Resulta que hacerles rehidratación intravenosa a los recién nacidos es muy común. Mi Pequeño Lechólico estaba tan somnoliento por la deshidratación, que realmente no le importó que lo pincharan con la aguja (tres veces, porque no encontraban una vena); mi campeón ni siquiera lloró. O al menos eso me dijeron. El doctor, astutamente, le dijo a mi suegra que me llevara a comer algo. Tanto llanto terminó dándome apetito (reitero que nunca he sido la clase de mujer que pierde peso cuando se siente mal o se enferma). Como por arte de magia, las horas parecieron minutos y ya era casi medianoche.

Una vez que mi bebé ya estaba estabilizado, vino una enfermera del sector de maternidad para ver si podía ayudarlo a succionar. Con un cuarto lleno de familiares, enfermeras y doctores que ingresaban periódicamente, me senté medio desnuda, y con mi pecho aplastado en la boca de mi bebé. Y él lloró. Finalmente nos dimos por vencidos y le dimos un tetero con la extracción más reciente de mi leche, la cual tomó desesperado como chico de fraternidad tomando un embudo cervecero durante las vacaciones de primavera. La enfermera me alentó a seguir intentando, pero sin llegar (ninguno de los dos) a las lágrimas.

Después de cuatro o cinco horas, nos fuimos. Mi Pequeño Lechólico evolucionó a solo un 5% menos de su peso al nacer. El doctor nos advirtió que probablemente ya habría perdido ese peso en la mañana cuando regresáramos al control pediátrico, pero que estaba bien.

A la mañana siguiente, con bastante temor y muchos pañuelitos descartables, fuimos al consultorio del doctor. Mi pequeño estaba a solo un 4% menos de su peso al nacer. Para la semana siguiente ya pesaba cuatro onzas por encima del peso original y estaba en el percentil 90 de altura, ¡y el doctor dijo que no tendríamos que regresar hasta dentro de dos semanas! Aparentemente producía suero de manteca[4] y Mi Pequeño Lechólico lo amaba. Tomaba con muchas ganas de dos a cuatro onzas del tetero cada dos o tres horas. (KellyMom, el sitio web más googleado sobre lactancia y maternidad –y cualquier tipo de información sobre bebés–, dice que los bebés toman en promedio 25 onzas por día. Creo que mi bebé estaba tomando entre 30 y 40.)

Sobrevivimos a los tres días más dementes de toda mi vida, y finalmente habíamos entrado en ritmo. Anhelaba tener una rutina a modo de catarsis; un poco de normalidad mientras me acostumbraba a nuestra nueva vida. Me imaginé amamantando en horarios prefijados, con tiernas siestas entre medio para compensar las pocas horas de sueño nocturno… una linda fantasía.

---

4   Después de un tiempo supe que no toda la leche es igual. Algunas mujeres, como mi amiga con gemelos y yo, hacemos leche más densa y cremosa, mientras otras mujeres hacen leche mucho más acuosa.

CAPÍTULO 3

Pegarse al pecho

La fantasía de amamantar feliz y pacíficamente es una realidad para algunas mujeres suertudas con las que hablé antes y después de tener a Mi Pequeño Lechólico. Una vez leí un libro en donde unasinsípidas mujeres de la alta sociedad "invocaban a Kate Hudson" siempre que querían verse bien. Era un libro terrible, pero adopté el concepto. Durante el embarazo y la lactancia, me invoqué en cada persona que había tenido un parto fácil y una experiencia sencilla y feliz con la lactancia. Sí pienso que lo que proyectamos o creemos puede suceder en mayor o menor medida, la clave es desprenderse de las historias horribles a las que nos aferramos.

Mi mamá y dos amigas me contaron cómo adoraban amamantar por el hecho de ser una experiencia relajante, y que generaba un vínculo estrecho entre ambos. Desafortunadamente, invocar sus historias no funcionó para mí; voy a hablar de eso en un minuto (o capítulo, para ser más exacta). Sin embargo, tengo esperanzas para la especie humana, sabiendo que algunas mujeres lo logran relativamente fácil (siendo relativamente la palabra clave).

Una amiga cuyo bebé es menor que el mío por una semana, a la que llamaré Santa Riona, me contó que su hijo se agarró al pecho como un oso despertando de su estado de hibernación. "Se prendió enseguida", me dijo. "No tengo idea de lo que se siente porque yo estaba totalmente impresionada de estar sosteniendo a mi propio y diminuto pequeño". Mi santa vecina naturópata también tuvo esa suerte. Ella dijo que su bebé comenzaba a mamar cualquier cosa que fuera piel. "Una vez estaba yo dormida y comenzó a mamar mi nariz", dijo.

Tener dolor o algunos problemas durante la primera semana suele ser muy común, y aunque pueden ser buenas historias sobre lactancia, no quiere decir que no contengan cierto desorden emocional. Para algunas mujeres hay un gran temor en torno a la lactancia. Es un temor inexplicable, un sentimiento profundo, una ansiedad desconocida y diferente. Una amiga de mi santa prima denominó a este temor su "sensación de catástrofe inminente". Cada vez que ella amamantaba a alguno de sus tres hijos, experimentaba esta sensación. Ella le pidió a su familia que le dijeran que todo iba a estar bien y que la animaran. Una vez que el bebé se prendía, el sentimiento desaparecía. Imagino a su marido y sus otros niños animándola cada tres horas con pompones en las manos. Mientras que la parte del miedo es horrible, ¡tener un equipo alentándote cada vez que alimentas a tu bebé parece increíble!

Una mamá amiga, Santa Fiachra —una Santa irlandesa—, me contó su historia:

> Fui a maternidad preparada para parir, pero no para lo que sucedió cuando la bebé nació. Me la trajeron para que amamantara por primera vez, pero ella se durmió. Cuando se despertó no podía amamantar. Fui a la unidad neonatal e intenté amamantarla, pero no funcionó. Las enfermeras me recomendaban darle un tetero, pero yo no quería hacerlo; estaba muy pero muy enfocada en dar la teta.

Cuando nos fuimos a casa dos días después, Catariña todavía no se había pegado a la teta. El equipo del hospital nos mandó a casa con pañales y seis teteros. Estaba MUY asustada. Recuerdo a mi querido esposo buscando el auto mientras me llevaban a la entrada del hospital en silla de ruedas y pensaba '¿Cómo me pueden mandar a casa con este bebé? ¡No tengo idea de cómo cuidarlo!' ¡Terror absoluto! No teníamos cerca ni familia ni amigos que nos ayudaran porque habíamos estado en Virginia solo tres años. Estábamos completamente solos.

Ya en casa, y aun mi Catariñita seguía sin pegarse al pecho. Lloraba y lloraba de hambre, pero no podía agarrarla. Nuevamente, me negué al tetero. No tengo idea de por qué era tan importante, pero era de vida o muerte para mí. Finalmente, llamé a la Liga de La Leche y un ángel llegó a nuestro departamento. Me dio algo pequeño con forma de disco para poner en mi pecho; lentamente sacaba leche que le daba a mi Catariña con un gotero. Ella solo tomaba un poquito y se volvía a dormir. A la mañana siguiente, mis pechos ya no estaban tan congestionados y mi Catariña pudo pegarse. Ese era un problema del que una mamá primeriza no podía percatarse: mis pechos estaban demasiado llenos como para que mi bebé pudiera agarrarse.

Nunca voy a olvidar a esa mujer increíble que dejó a su propia familia a las nueve de la noche y vino a mi casa para salvarme. Mientras escribo esto, se me llenan los ojos con lágrimas de gratitud. Fui a los encuentros de la Liga de La Leche por muchos años; no solo para informarme sobre lactancia, sino también para compartir mi experiencia con otras mamás que tienen la misma visión que yo. Estoy muy agradecida.

Las madres son lo mejor, incluso si no son las nuestras. No puedo expresar lo agradecida que estoy por esta historia. Fue muy catártica para mí. Me sorprende cómo las mujeres olvidan el dolor del parto, pero incluso después de treinta años, recuerdan perfectamente los obstáculos que superaron para poder amamantar.

Una de las mujeres del curso preparto me dijo que sus pezones estaban "hechos para amamantar", pero que de todos modos sufrió lastimaduras y mucho dolor durante la primera semana, así como dolor por mamas ingurgitadas. Pidió ayuda a una consejera de lactancia que ayudó a su pequeño bebé a pegarse a la teta, tocando cuidadosamente su labio inferior para abrir su boca. Si él se agarraba mal, lo sacaba de la teta y volvía a intentar. La consejera dijo que el bebé debía descifrar que si abría más la boca succionaría más leche. Aparentemente ese era el caso, porque poco después el pequeño comenzó a abrir sus labios solito, para obtener mayor amplitud –"boquita de pescado"– y prenderse bien.

Cinco meses después del nacimiento de Mi Pequeño Lechólico, en medio de la soledad y la melancolía del puerperio, conocí a Santa Mónica (en pos del Santo Patrono de las madres[5]) a través de un grupo de mamás que ella formó. Dijo que cuando su Corazón de Melón nació, lo pusieron en su pecho izquierdo y el succionó intensamente, pero sin estar agarrado correctamente. Ella también estaba sorpren-

---

5   El santo patrono de las madres lactantes es un hombre que sobrevivió al exilio tomando leche y aunque la historia parezca interesante, no creo que encaje acá.

dida por la vida que había creado, y no notó el daño que él estaba haciendo. Por suerte, obtuvo ayuda rápidamente. "En el hospital enseguida me trajeron un sacaleche, así que podía sustraer el calostro, ponerlo en pequeñas jeringas y alimentar al bebé. Mientras el mamaba mi pecho, mi marido le colocaba una jeringa al costado de su boca.. El otro trabajo de mi esposo era ayudar a mi pequeño a prenderse bien, empujando su mandíbula hacia abajo. Fue difícil lograr que agarrara el pecho adecuadamente, pero una vez que lo logramos todo parecía funcionar bien".

Una santísima ex profesora mía, tuvo sus tres hijos en un centro de parto independiente. Después de cada parto, cuando ya estaba ubicada en la cama, las parteras la ayudaban a amamantar. Algunas mujeres que deciden parir en estos centros tienen el alta para volver a casa de cuatro a seis horas después de parir (si el bebé succiona y se alimenta correctamente). "El enfoque es muy alentador y te empodera", dijo ella. Las madres primerizas reciben atención para cuidados del bebé, lactancia y visitas de apoyo familiar durante el segundo día, la primera semana y la sexta semana. Su último hijo aumentó medio kilo en su primera semana de vida. Dijo que "ellos, además de tener un modelo de parto muy acertado en el centro Mountain Midwifery y algunos otros, también tienen un altísimo porcentaje de lactancia exitosa". Tengo que admitir que escuchar historias como estas me genera algo de envidia, pero como los centros de parto en Colorado no atienden partos de nalgas, de todos modos no hubiese podido tener a Mi Pequeño Lechólico ahí.

Aparentemente en Nueva Zelanda también hay apoyo postparto. Una santa de ahí dijo:

Ante todo, en Nueva Zelanda, cuando estás embarazada puedes elegir entre pagar un obstetra (entre USD$4000 y USD$S6000, que incluye pre, parto y post), o puedes tener una partera que está totalmente cubierta por el estado. Creo que yo era un tanto ingenua y sentía que todo iba a salir bien, así que opté por la partera. Ella era increíble, una mujer encantadora de Yorkshire, muy preparada en medicina. Una vez que tienes la partera entras en el "sistema" y te envían información sobre cursos preparto gratuitos que brindan en todas las áreas del país.

El mismo cirujano que trajo al mundo por cesárea al papá de mi bebé en 1980, trajo al mundo a mi Hormiguita; Nueva Zelanda es un país pequeño. Lo pusieron directo en mi teta y se veía bastante feliz. Lo llevamos a la habitación, pero sus niveles de azúcar estaban bajos, así que lo pusieron en la unidad de cuidado intensivo neonatal durante la noche. Para ser honesta, no me molestó, ya que eso me ayudó a concentrarme en mi recuperación.

Los días siguientes me concentré en comenzar a amamantar. Aunque le habían dado pequeñas cantidades de fórmula sin consultar (ellos lo hacen sin vueltas si un bebé está en Neo), querían que lo amamantara en cuanto pudiera y me proporcionaron una consejera de lactancia para ayudarme.

Establecí la lactancia una semana después del nacimiento de mi bebé, mientras aún estábamos en el hospital. De ninguna manera hubiese podido hacer esto sin una especialista que mirara, corrigiera y aconsejara, más la ayuda extra de estar internada. ¡No me cabe en la mente cómo esperan que las madres primerizas, a quienes echan del hospital a tan solo horas de haber parido, sepan amamantar sin proveerles ninguna ayuda!

Una vez en casa, mi partera nos hizo visitas dos veces por semana durante las primeras seis semanas. Le hice un montón de preguntas y expuse todas las dudas que se presentaron. Ella incluso me observaba amamantar y me daba nuevas técnicas y trucos. Cuando mi Hormiguita cumplió seis semanas, nos refirieron a un servicio que acá llaman 'Plunket'. Te visitan enfermeras especializadas en niños cada dos meses para pesar a tu bebé y chequear cómo va la alimentación y cómo lo estás haciendo. También te orientan sobre cómo y cuándo integrar los primeros alimentos sólidos.

Tengo mucha suerte de vivir en Nueva Zelanda y sé que amamantar no hubiese sido tan fácil –o quizás incluso imposible– si hubiese tenido a mi Hormiguita en Estados Unidos, Reino Unido, o incluso en Australia (donde la asistencia no es tan buena como en NZ). Es interesante ver las diferencias y similitudes de cada lugar del mundo. Si tuviera que elegir, tendría mi próximo bebé en Holanda. Allá, te proporcionan una enfermera que vive contigo durante la primera semana e incluso limpia.

Es lindo oír sobre mujeres a las que no les costó demasiado establecer la lactancia, pero creo que la moraleja de estas historias es: tener a tu bebé en un lugar donde envíen mujeres a tu casa para atenderte, o en Holanda.

Mientras frecuentaba diferentes grupos de mamás, escuchaba a menudo que las mujeres que habían tomado clases para amamantar estaban más preparadas que yo. Las clases no necesariamente las eximen de tener problemas, pero preparan a la mujer para pedir ayuda en el momento preciso. Tiene sentido.

En mi caso, el comienzo de la lactancia fue para mí "normal". Tuvimos algunos problemas, pero parecía que solo necesitábamos más práctica. Sabía que la primera semana podía ser dura, así que no me alarmé demasiado. Mi Pequeño Lechólico lo hacía lo mejor que podía, pero siempre se despegaba de repente. No entendía por qué lo hacía y asumía que era parte del proceso; pero sólo empeoró.

CAPÍTULO 4

Llorando en el pecho

Aunque el pediatra nos mandó a casa a los cuatro días, esta vez con el ahora nutrido y saludable bebé –sumando la seguridad de poder hacerlo bien–, comencé a experimentar nuevamente el temor y la angustia de sentir que estaba matándolo de hambre.

La lactancia no iba bien.

Mi Pequeño Lechólico lloraba cada vez que intentaba darle la teta. ¿Acaso no tenía hambre?

Y lloraba. ¡¿Por qué simplemente no tomaba la teta?!

Y lloraba. ¿Cómo pudo Dios darme a este ser humano si yo no podía mantenerlo con vida?

El Mejor Marido y nuestros familiares lo sostenían (y alimentaban) mientras me sacaba leche, descansaba… y lloraba. Todos me apoyaban. Mi suegra intentaba animarme con historias de la difícil lactancia que tuvo con mi esposo cuando era pequeño. Pero yo estaba exhausta, abrumada y frustrada, así que no era terapéutico.

Por momentos, el miedo y la ansiedad me consumían completamente. Estaba muy cansada y solamente pensaba que eso no debía ser así de duro; pero lo era. Francamente, no creo que nadie pueda estar preparada para amamantar y enfrentar tantas dificultades.

Al principio, intentaba amamantar a Mi Pequeño Lechólico por veinte o treinta minutos seguidos. Después de una semana de llanto continuo cada vez que intentaba amamantarlo –pero tomando sin problemas el tetero– dejé de esforzarme tanto. Dejaba que pasaran cinco o diez minutos, dependiendo de qué tan rápido empezara a llorar, y lo pasaba al tetero para poder extraerme leche. Era una rutina eficiente, pero no me permitía intimar con mi bebé.

Realmente quería amamantar, pero estaba enormemente frustrada y preocupada sobre mis aptitudes. No temía el síndrome del bebé sacudido (SBS); pero sí pensaba en un síndrome del bebé lanzado. No importa cuán racional seas (y en el primer mes, con las hormonas controlándote como a un títere, no eres particularmente racional), es difícil no tomártelo personal cuando tu bebé grita y llora cada vez que intentas amamantarlo.

Si nunca atravesaste por algo así, imagínate sosteniendo a tu bebé con una mano, estrujando tu seno con la otra e intentando empujárselo en la boca. Entonces se despega y comienza a llorar porque tiene hambre. Algo no está funcionando, pero no puede decirte qué es. Tú sigues insistiendo hasta más no soportar, sintiendo como una bendición cada segundo en que succiona con calma, pero rezando para que continúe quince minutos más, porque ese es el tiempo que cualquier doctor te dice que debe durar. Cuando finalmente te das por vencida, se lo das al papá, o a un amigo o familiar, para que ellos pacíficamente alimenten al bebé que debería comer con serenidad en tu pecho; o bien, sacrificas ese momento de descanso y le das el tetero para tener algo de conexión madre-hijo, y luego encajas tus pezones casi en carne viva en la boca del sacaleche.

El sacaleche estimula la producción y saca la mayor cantidad posible, que suele ser mucho menos de lo esperado y no está ni cerca de la cantidad que sacaría el bebé succionando. Te sacas durante diez o quince minutos. Esterilizas cada una de las partes y guardas todo. Te tomas un momento lo suficientemente largo como para embadurnar tus pechos con lanolina y, con suerte, comer algo y compartir un momento más con tu bebé mientras duerme, antes de que todo el proceso comience otra vez. Repites cada dos o tres horas, día y noche, durante dos o tres meses.

Santa Mónica, del grupo de mamás, lo dijo muy bien: "Es un golpe realmente duro darse cuenta de cuánto tiempo lleva amamantar y después estimular para producir más. Es literalmente constante, cada hora que marca el reloj, día tras día, semana tras semana". Es un proceso que hace que usar fórmula parezca una elección muy razonable, pero entonces muchas de nosotras resistimos unos días más y nos ganamos, merecidamente, la santidad.

A pesar de nuestra incapacidad de lactar, Mi Pequeño Lechólico crecía como calabaza de récord Guinness, aunque la lactancia continuaba mal. Incluso podría decir que él quería hacerlo, pero simplemente no podíamos lograrlo. En las visitas médicas rutinarias nuestra PA-LC, continuaba ayudándome con la lactancia. Dijo que mis pezones eran muy planos y me indicó pezoneras –una silicona delgada (parecida al plástico) con forma de pezón, que encaja sobre él y se introduce en la boca del bebé para facilitar el agarre.[6] Son como rueditas de aprendizaje para una lactancia que no logra equilibrarse, y a veces funcionaba. Pero, generalmente, la abandonábamos al momento en que el bebé la arrancaba y comenzaba a llorar.

Amamantar definitivamente no fue la etapa soñada que yo esperaba que fuera. Cuando la pezonera funcionaba, era con un gran desafío de coordinación: sostener al bebé mientras agarraba mi pecho y ponerme la pezonera (y de nuevo cada vez que la arrancaba), y a su vez taparme como podía cuando había visita. Hoy me siento capaz de hacer malaba-

---

6   Las pezoneras son geniales para descongestionar y aliviar rápidamente el pecho. La punta ayuda al bebé a regular la velocidad con la que succiona la leche, y los ayuda a agarrar adecuadamente el pezón cuando los pechos están demasiado duros para agarrarse bien.

res, mascar chicle y andar en bicicleta, todo coordinado al mismo tiempo. (Con frecuencia me he visto acusada de no ser capaz de caminar mascando chicle).

Peor eran las noches. Luchar con el llanto y el hambre del bebé en medio de la noche es suficiente para llevar a cualquier persona sana al colapso mental. Se sentía como si El Mejor Marido estuviera acurrucado con mi bebé, mientras yo amamantaba un aparato. Si decidía tratar de alimentarlo, estaba despierta por más de una hora intentándolo y posteriormente sacándome con el sacaleche. Por eso, prácticamente suprimimos el pecho por las noches. Elaboramos un sistema de dos turnos, para poder dormir ambos. El Mejor Marido dormía en nuestra habitación de 9 p.m. a 3 o 4 a.m., mientras yo estaba de servicio, adormilándome entre sesiones de alimentación en el futón de la cueva del bebé (nuestra versión de una pequeña habitación/biblioteca/oficina/mi closet). Después, él se quedaba a cargo hasta las 9 a.m., mientras yo dormía en nuestra habitación. Ambos teníamos unas seis horas de descanso nocturno como para sentirnos mínimamente funcionales.

Habiendo oído historias de amigos, e incluso de una prima, sobre bebés que no tomaron teta, creí que era inteligente y de mente abierta al comprender que no todas pueden amamantar. Ya Mi Pequeño Lechólico iba a cumplir casi un mes y estaba pensando en dejar de intentarlo. Imaginé que mientras él recibiera mi leche, no importaba realmente la forma en que se la diera.

Para mí, el fenómeno más interesante de la maternidad es la pérdida completa de la noción del tiempo. Con solo un mes, sentía que mi bebé había crecido muchísimo. Esperaba que durmiera toda la noche, riera y balbuceara; cosas que aparentemente hacen a los seis meses. Mirando hacia atrás, me río pensando en lo chiquito e inmaduro que aún era. Pero en ese momento, un mes parecía un lapso inabarcable. No entendía por qué la gente insistía en que la infancia pasaba volando. El primer mes pasó muy despacio. Pensaba que era grande y que ya entendía lo que era la vida y que, si no había amamantando hasta entonces, nunca lo iba a hacer. ¡Que ilusa!

Fue en una de las tomas de madrugada cuando mi plan de extracción sistemática de leche se vino abajo. Mi Pequeño Lechólico se devoraba cada onza que recolectaba, por lo que tenía que extraerme cada vez que lo alimentaba. Tenía visiones en las que, entre lágrimas, me sacaba leche cada tres horas por el resto de mi vida, sintiendo dolores interminables por congestión mamaria.[7]

No era lo suficientemente fuerte como para sacarme leche exclusivamente. No podía imaginar como otras mujeres lo hacían. Luché contra el resentimiento. Por suerte, la desesperación es muy motivadora.

Al día siguiente, en año nuevo, comenzó mi misión; amamantaría a mi bebé, aunque fuera lo último que hiciera. Mientras compraba pañales, leía atentamente algunos capítulos sobre amamantamiento en libros para mamás primerizas y solamente encontraba consejos sobre qué hacer si tu bebé se duerme mientras está tomando la teta (despertarlo). ¡Se saltearon la parte sobre cómo lograr que se pegue al pecho en primer lugar! Pero todos los libros recomendaban reservar un período de tiempo amplio y exclusivo para amamantar, de modo que no exista presión ni apuro. Luego hablé con la empleada de la tienda, que dijo que su hijo de dos años había sido enemigo de la teta, pero que ella nunca le dio tetero. No podía recordar como lo había logrado, pero al menos comprendí que era posible. En fin, después de todo ese hijo estaba hoy lleno de vitalidad y energía, corriendo por todo el negocio como un loco.

Ya en casa, recurrí al Dr. Google. Hice una búsque-

---

7   Todavía no sabía que mi cuerpo se regularía y la cantidad de leche bajaría a la cantidad necesaria.

da sobre "bebés que lloran en el pecho", y solo encontré dos comentarios que hablaban específicamente de eso en un blog. Decían que había que buscar un lugar cálido y tranquilo para amamantar y, contrarrestando todo lo que me habían dicho hasta el momento, no forzarlo. Incluso ya de trotón, Mi Pequeño Lechólico escupe cualquier cosa que introducimos en la boca, así que tenía sentido que lo dejara acercarse al pecho por su cuenta. Una blogger bajo el nombre de Lactivista (The Lactivist, en inglés), dijo que lo dejara succionar mi dedo (ella era anti-chupete) para que primero se calmara, y luego ofrecerle gentilmente el pecho. Ansiosa por probar este método, me senté en la computadora e intenté alimentarlo. No se prendió al pecho, pero dejarlo succionar mi dedo y el chupete (yo no soy anti-chupete), nos tranquilizó a ambos y me dio esperanza para futuros intentos.

Y después, pasó hambre seis horas.

Por supuesto, no fue intencional. Había decidido no darle la opción de tomar tetero. Íbamos a cortar en seco con el tetero. Si la empleada del negocio lo había logrado, ¡nosotros también! Ya habían pasado tres horas desde su última comida, cuando intenté poner en práctica las sugerencias del blog. Teníamos turno con el médico poco tiempo después, así que no podría dedicarle horas a esto. El Mejor Marido, percibiendo mi –vamos a decir– euforia (estaba algo obsesionada), tomó esa posición de "sí, mi amor" y me permitió tomar las decisiones sobre la alimentación ese día. Se necesita ser un hombre fuerte e inteligente para saber cuándo tiene que hacerse a un lado.

Mi Pequeño Lechólico no se veía inquieto esa tarde, pese a las comidas que nos habíamos saltado y al zarandeo del ortopedista.[8] Lo habíamos estado alimentando de más durante un mes, resulta que tomará –aún hoy– tanta leche como hubiese para ofrecerle. Con lo cual, probablemente podría estar sin comer un día o dos, y estar bien.

Cuando regresamos a casa esa tarde, ambos nos sentamos para tomar la teta. Me preparé con una revista y agua para mí, y pezonera y chupete para él. Me instalé para resistir y persistir hasta lograrlo, ¡y así fue! Comenzamos con el chupete, y luego le ofrecí dulcemente mi pecho cubierto por el plástico de la pezonera, y se pegó y succionó como si lo hubiéramos matado de hambre por horas, lo cual, bueno, sí. Tomaba la teta como si fuera lo más preciado, lo más natural; y así tomó durante casi una hora. ¡Yo estaba en el cielo! El alivio físico de sentir los pechos totalmente vacíos era indescriptible y, por supuesto, había logrado mi objetivo y estaba más conectada que nunca con mi bebé, tal como lo había imaginado.

Nos aferramos a ese momento. Él tomaba casi a la perfección. Después de un mes de darle prácticamente siempre con tetero, y una semana con pezonera, Mi Pequeño Lechólico no tenía confusión tetina-pezón;[9] él tomaba leche donde quería y cuando quería. Regresamos su cuna a nuestro cuarto, y tomaba teta en cada una de sus comidas. No tengo palabras para expresar mi alivio. Lo había logrado. Estaba amamantando. Me relajé por primera vez en un mes, finalmente podía mantener a salvo a mi bebé.

---

8   Los pediatras recomiendan que los bebés que nacen de nalgas realicen un examen de ultrasonido en las caderas, para asegurar que no tienen displasia de cadera. Mi Pequeño Lechólico estaba perfectamente formado.

9   La Gurú, consejera de lactancia y dueña de un centro maternal de asistencia en Denver, dijo que todos los bebés quieren tomar la teta, y con suficiente tiempo y esfuerzo pueden hacerlo. Algunos tienen preferencia por la mamadera, pero se puede revertir. (Ahora, si tienes o no los recursos para atravesar los problemas de lactancia con un bebé totalmente obstinado, es otra historia).

CAPÍTULO 5

Lo bueno, lo malo y lo feo del sacaleche

No puedo expresar lo mucho que odio el sacaleche. Antes de que Mi Pequeño Lechólico se pegara al pecho, estaba convencida de que tendría que sacarme leche cada tres horas por el resto de mi vida –mi propia versión del mito de Sísifo y su roca. Físicamente me generaba nauseas; lógicamente, era algo doloroso; y emocionalmente, me hacía sentir una vaca lechera. Era tan deprimente que hasta consideré dejar de comer queso para solidarizarme con mis hermanas vacas. Pero no lo hice... amo el queso y soy un ser humano, así que puedo simplemente elegir no extraerme leche. Perdón vacas, soy un horror. Un amigo de la escuela de posgrado decidió consumir carne cultivada (o artificial) libre de crueldad, y evita el consumo de leche porque dice que "al industrializar la leche, las vacas son prácticamente torturadas". Creo conocer ese padecimiento.

Aparentemente, no estoy sola en esto de sentirme como una vaca lechera. Santa Adele, la esposa de un compañero de trabajo de El Mejor Marido, dijo que llegó un punto en el cual, mientras se sacaba leche y se miraba en el espejo del baño de su trabajo, pensó que se estaba volviendo loca porque sentía que su sacaleche se estaba convirtiendo en su mejor amigo. Cuando tuvo su segundo hijo, su

31

primera hija era capaz de imitar el sonido del aparato. "La mayoría de los niños imitan sonidos de autos, camiones u animales, pero no Tesorito", dijo ella. "La pequeña caminaba alrededor de la casa imitando el sonido del sacaleche succionando el pecho, y cuando le pregunté a que estaba jugando me dijo 'a ser una vaca, mami'". Quizás las vacas sean algo sagrado en India porque las mamás allí se sienten identificadas.

Santa Isabel, una amiga de Utah, pasó un arduo rato descifrando cómo usar su sacaleche. "Ya desde el comienzo tenía una actitud negativa hacia él", dijo ella. "Es difícil no sentirse como una vaca. Cuando finalmente lo puse en funcionamiento, me espanté. Pensé que la leche saldría en solo un chorro. No tenía la menor idea de que el seno tiene muchos conductos mamarios, y pensé que había algo malo porque salían diferentes chorros al mismo tiempo. Mi marido creía que la situación era muy graciosa".

El sacaleche, al igual que la pastilla anticonceptiva, es simultáneamente el mejor y el peor invento jamás visto. Permite que las mujeres lleven una vida laboral y profesional independiente de sus bebés, estimula la producción de la leche, y efectivamente nos brinda un mayor control sobre nuestras vidas y sobre la forma de alimentar a nuestros hijos; pero al mismo tiempo es una piedra en el zapato. Si nunca habías tenido el placer de asesorarte sobre los tipos de sacaleche, ahora sabrás que hay básicamente tres clases: eléctrico hospitalario, eléctrico convencional y manual. Los sacaleches eléctricos hospitalarios son los más potentes, pero tienen el tamaño y peso de un bolso deportivo lleno de piedras, y tienen el mismo estilo que una bolsa plástica de supermercado. La potencia de los sacaleches eléctricos convencionales varía según la marca, pero son más o menos iguales y vienen para un solo pecho o para ambos. Los dobles son más rápidos ya que succionan ambos pechos al mismo tiempo, aunque puede ser algo intenso. Algunos vienen con un sostén que los agarra para poder tener las manos libres, lo cual tiene mucho sentido porque, realmente, ¿has intentado no usar las manos durante diez o quince minutos? El sacaleche manual parece ser un millón de veces más complicado, como el trabajo de parto natural, pero nunca lo probé (al sacaleche; mi trabajo de parto sí fue natural). El Mejor Marido dijo que "son como las herramientas de trabajo –nivel industrial, eléctricas o las viejas herramientas manuales. ¡Las industriales son demasiado potentes y nadie tiene el tiempo suficiente como para usar las manuales!".

Mi amiga con gemelos tuvo a sus bebés tres semanas antes de lo previsto, y por eso ellos pasaron un tiempo en la unidad de cuidados intensivos neonatales. "Las enfermeras de ahí, súper amables, inmediatamente me ayudaron a sacarme leche con un sacaleche eléctrico para que pudieran congelarla", dijo ella. Una vez fuera del hospital, utilizaban un sacaleche manual porque no tenían acceso a uno eléctrico. Hablo en plural, ¡porque su marido extraía la leche por ella! Sentía los pechos muy congestionados y estaba exhausta, y "él pensaba que era totalmente fascinante", dijo. Parece justo.

Una amiga increíble –autora–, me contó que una vez olvidó llevar el sacaleche a una conferencia a la que había viajado. Me dijo, "Tuve que ordeñarme manualmente como a una vaca, porque mis pechos estaban gigantes y goteando". Así que sacaba la leche –como podía– sobre una toalla, en la habitación del hotel. Hacemos lo que tenemos que hacer.

Durante el primer mes de vida de Mi Pequeño Lechólico, usé un sacaleche eléctrico hospitalario que había alquilado, y luego compré un Medela Freelance, porque es súper portátil y porque soy escritora freelance. En ese momento, todo parecía perfecto. Ay, tantos pensamientos delirantes. El primero fue creer que iba a estar lista y dispuesta para comenzar a trabajar de nuevo inmediatamente después de dar a luz. Me llevó cinco meses recuperar la energía y la capacidad intelectual para escribir nuevamente, sin mencionar lo desinclinada que estaba de dejarlo solo con una niñera.[10]

Cuando compré el sacaleche, tenía una vaga idea de lo que sería extraerme leche mientras trabajaba, pero cuando la confusión hormonal desapareció y recuperé mi habilidad de pensamiento sensato, me di cuenta de que no podría trabajar con el bebé cerca. Sacarme leche sentada en una cafetería, tomando un latte descafeinado y tecleando en la computadora, parecía demasiado incómodo. En lugar de eso, lo hice mirando Buffy, la cazavampiros durante el primer mes, hasta que Mi Pequeño Lechólico comenzó a tomar la teta, y luego evité sacarme leche lo máximo posible.[11]

Por supuesto que elegir no sacarse leche no es una opción para todas las mujeres; el sacaleche es fácil de llevar y, después de todo, está diseñado para prolongar la lactancia materna. Una santa maestra de preescolar me contó que ella solía sacarse leche en una especie de closet en el trabajo, que mantenía una temperatura que oscilaba entre 5° y 32°C. Ponía un cartel en la puerta y en invierno usaba un abrigo para entrar al mismo. Pero eso le permitía trabajar a tiempo completo y, aun así, seguir sintiéndose conectada con su bebé.

Otra amiga, un año adelantada a nosotros, santa Saeran, no logró pegar a su bebé al pecho, así que ella

---

10   Tuve un episodio de depresión posparto transitoria ligera, que impactó mi vuelta al trabajo; pero una buena amiga al cuidado de mi bebé me ayudó a volver a recuperarme. Su santa mama captó mi necesidad, y le dijo que me ayudara. Te digo que las madres, las nuestras y las de nuestras amigas, ¡son sencillamente asombrosas!

11   El hecho de no querer extraerme, hizo que no fuera una sorpresa que mi sacaleche sacara menos leche que el súper potente que había alquilado previamente.

extraía su leche de forma exclusiva. En el trabajo, durante dos meses, acondicionó un pequeño espacio en el baño para sacarse leche, delimitado con una cortina y amueblado con una silla cómoda, un escritorio y un congelador. Ella cancelaba su agenda en tres momentos del día durante treinta minutos cada uno, para extraerse leche. Su jefa era respetuosa y no acordaba actividades durante esos momentos, pero no vacilaba en invadir el espacio personal de Saeran. "A veces, mi jefa me seguía hasta el baño y me hablaba del otro lado de la cortina. Un día ella bromeó, 'Quizás sería mejor que entre, ¡tienes puesto el tapatetas, ¿no?!' Probablemente podría haber extendido la lactancia un poco más si ella hubiera sido un poco más flexible con ciertos horarios o con algún otro acuerdo que me permitiera extraerme leche", dijo.

Una de nuestras santas vecinas también se sacaba leche en el baño del trabajo, en "un pequeño –y extraño– espacio, parecido a un hueco" con una cortina, un sillón individual, una mesita diminuta y un mini refrigerador. "Podía escuchar todo lo que hacían en el baño –cadena, lavamanos, etc. – y todos podían escuchar el extractor de leche", dijo ella. Su oficina tenía un espacio habilitado como para hacerlo, pero no podía poner el refrigerador. Se sentía rara trasladando su leche a través de la oficina hasta la heladera en donde todos ponían su almuerzo, así que optó por acondicionar el hueco del baño.

Un día, mientras hacía lo suyo –extraer leche–, una mujer la espió. "Seguramente quedó en shock –el sacaleche adaptado al corpiño, bombeando ambos pechos, ¡y yo mandando mensajes de texto con mi Blackberry! Murmuró algo sobre no saber qué era ese ruido, y yo respondí con algún comentario arrogante. ¡Ojalá se haya sentido tan avergonzada como yo! ¡Creo que nunca en mi vida volví a ver a esa mujer!". Si las mujeres se sacaran leche en público, sin duda dejarían de decir cosas negativas sobre amamantar a la vista de todos.

Y si eso parece raro, mi amiga de la universidad, enfermera, se extraía leche en el trabajo y terminó formando una comunidad. Ella decía que, generalmente, había mamás que amamantaban en el área de emergencias, así que todas se juntaban en el único consultorio abierto que había y hacían una fiesta de sacaleches. "Sin camisas, con las tetas al aire, sosteniendo los sacaleches con las rodillas mientras comíamos y tomábamos algo rapidito".

Habría que ofrecerles un sacaleche manos libres a las enfermeras, o a cualquiera que se extraiga leche. Ya sabes, para el próximo baby shower…

La mujer a la que le compré mi sacaleche, me contó que tenía una amiga enfermera que usaba el mismo modelo "manos libres" que yo estaba comprando, y solía usarlo mientras manejaba al trabajo. La imagino manejando desnuda, volviendo locos a los conductores masculinos y recibiendo gritos de aliento de otras mujeres. Pero Riona dijo que una vez se sacó leche mientras manejaba y nadie pareció notarlo. Ese era un nivel de dedicación que yo nunca alcancé.

Para cada una de las historias acerca del dolor al sacarse leche, y de las cosas ridículas que hacemos y usamos, hay aún una más increíble. El sacaleche le permitió a mi prima, santa Juana, alimentar a su bebé con leche materna porque no podía amamantarlo directamente, aunque no fue tarea fácil:

> Con el sacaleche logré iniciar la bajada de la leche, ya que el pequeño hombrecito había dejado el proceso sin terminar. Tuvimos que darle algo de fórmula durante los primeros días. Nuestra consejera de lactancia y las parteras temían que se deshidratara, y era una pena tener que ir al hospital por un motivo como ese, ¡después de

36

haber pasado una bella experiencia pariendo en casa!

Así que, después de intentar sin éxito durante treinta horas junto a las parteras y las consejeras de lactancia, comencé a usar el sacaleche. Dolía muchísimo. Probé hacerlo un par de veces y realmente creí que no había forma de lograrlo, hasta que leí en internet que se recomendaba usar aceite de oliva como lubricante y esa fue, sin duda, mi salvación. Usé un bastoncillo de algodón para poner aceite alrededor de las boquillas que van sobre los pechos y eso lo hizo un poco más llevadero.

Sin embargo, no tenía la menor idea de lo que estaba haciendo. Extraer resultaba muy difícil y –dado que soy una persona sumamente exagerada– mi postura era algo así como "voy a sacarme leche de ambos senos al mismo tiempo y así no tendré que hacerlo tan seguido". Grave error. ¡Terminé recolectando leche suficiente para dos bebés! Teníamos el refrigerador lleno de recipientes. Las iba guardando en el congelador, y yo continuaba produciendo leche.

Raramente salimos de casa durante los tres meses y medio que tuve licencia por maternidad. Yo no quería ir a ningún lado porque me resultaba demasiado molesto trasladar todo el equipo para extraerme leche y, a su vez, tener que hacerlo en otro lugar que no fuera mi casa. Además, yo estaba totalmente incómoda. Mis pechos siempre tenían tamaños diferentes, y usar sostén dolía muchísimo porque mis pezones estaban muy irritados. Y como me embadurnaba con la crema de Lansinoh después de cada extracción, arruiné todas mis camisas. Realmente me sentía un desastre. ¡Me da nauseas de solo pensarlo! ¡Jajaja!

A los tres meses y medio volví a trabajar. Debido a la recesión las cosas iban bastante lentas, así que mi jefe me dijo que podría trabajar cuando tuviera trabajo que hacer, de lo contrario, si quería podía irme a casa. Así que el primer mes de regreso al trabajo no fue tan malo. Podía extraerme leche en la mañana, antes de trabajar. Ir a almorzar a casa y aprovechar para sacarme leche. Salía temprano del trabajo y de nuevo me extraía; también antes de acostarme, a medianoche y en la madrugada, y después todo el proceso nuevamente. Nunca siquiera intenté extraerme en el trabajo. Vivíamos literalmente a dos minutos de mi oficina, así que era extremadamente fácil ir a casa y extraerme ahí. Mis colegas eran todos increíbles, así que no era algo que resultara raro o incómodo, sino que simplemente era más sencillo ir a casa.

No conocía a nadie que se extrajera leche exclusivamente como lo hacía yo, así que busqué en internet y encontré un grupo de "extractoras exclusivas". Era un alivio saber que no era la única persona del mundo que lo hacía. Una vez hice algunas preguntas, pero no participaba activamente en el grupo. Sin embargo, me animaba saber que había muchas mujeres más que pasaban por la misma situación.

Todos me decían continuamente que abandonara y le diera fórmula o que intentara amamantar nuevamente. Quería abofetear a cada persona que me decía que intentara amamantar una vez más. Era como un insulto para mí. Sabía que extraerme leche era duro, pero no tenía sentido intentar dar la teta si de cualquier modo debía volver al trabajo y no iba a poder hacerlo. Además –y principalmente– no podía soportar la sola idea de intentarlo otra vez. Fue muy difícil y frustrante. Tenía sentimientos muy negativos hacia mi bebé cuando intentaba amamantarlo. No parecía ser una buena idea volver a vivir eso. Físicamente, me sentía tambaleando en el borde del abismo, y esto me hubiese empujado directo al vacío. Sentía que extraerme leche de manera exclusiva era la única opción viable. Realmente quería que mi pequeño hombrecito tomara leche materna.

A los cuatro meses y medio tuve que volver al trabajo a tiempo completo. Comencé a disminuir las extracciones. En ese momento comenzamos a complementar la leche materna con fórmula. Yo aún volvía a casa para almorzar y me sacaba leche. Creo que me extraía solo cuatro veces al día. Esto duró hasta que él tuvo seis meses. No estaba sacándome lo suficiente como para mantener la producción, así que comenzó a secarse la leche. De todos modos, él ya comía cereales y otros alimentos de bebé, así que a grandes rasgos todo funcionó bien.

Imaginen el estrés que ella hubiese tenido que pasar si no existiera el sacaleche, no pudiendo amamantar, pero queriendo desesperadamente alimentar a su bebé con leche materna.

Por supuesto, el sacaleche no funciona para todas. A mi santa amiga con sus "pezones hechos para amamantar" la estresó más de lo que la ayudó. Intentó extraerse leche la primera semana y no pudo recolectar ni una onza combinando ambos pechos. "¡El sacaleche simplemente no es mi aliado!", decía. Pero fueron a una consejera de lactancia que pesó al bebé antes y después de tomar la teta, y comprobó que había tomado entre tres y cuatro onzas después de haber succionado por diez o quince minutos.[12] Además, él subía de peso perfectamente.

Santa Adele, de Nuevo México, tuvo experiencias frustrantes con el sacaleche antes de iniciar la lactancia. Al principio, bombeaba con la esperanza de aumentar la producción de leche, para que Tesorito se prendiera con mayor facilidad, y también antes de alimentarlo, para que llegue la leche hasta el pezón, ahorrándole ese trabajo al bebé. Pero, el sacaleche realmente no ayudó. Mientras bombeaba, literalmente contaba las gotas de leche que extraía. Al igual que otras mujeres con las que hablé, ella me dijo: "Yo estaba agradecida de tener el sacaleche, pero al mismo tiempo era mi pesadilla como mamá primeriza".

Para otras mujeres, el sacaleche ayuda a incrementar la producción. Santa Mónica dijo que extraerse anticipadamente, aumentó la cantidad de leche y, por esa razón, culminó la lactancia teniendo aún mucha leche. Mi amiga enfermera, dijo que ella extrajo tanta leche los primeros cuatro o cinco meses, que tuvieron que comprar un congelador profundo adicional para poner en el garaje. Llenó algo así como siete bolsas de supermercado repletas con bolsitas de leche materna. (Una compañera de entrenamien-

---

12   Las estadísticas indican que los niños con lactancia materna exclusiva comen un promedio de 25 onzas por día. Tomando unas seis u ocho veces al día, el bebé consume aproximadamente de tres a cuatro onzas por toma.

to, usó la leche que sobró como suplemento en la dieta de su marido –la metía en su cereal sin que él se diera cuenta).

Otra santa esposa de un colega fue la reina del sacaleche durante la primera semana de vida de su bebé. Ella no pudo amamantar a causa de sus pezones lastimados, pero toda la leche que había extraído evitó que su bebé tuviera que asistir a sesiones con lámpara de fototerapia para la ictericia.

En casa teníamos una lámpara de fototerapia alquilada. Lo desafiante era su diseño (horrible), tanto que no soportaba dejar a mi bebé ahí. Era algo similar a una valija, que se abría como una especie de cama solar. La luz estaba en la parte superior. Para que el aparato actuara con más eficacia, lo ideal era exponer la piel lo máximo posible, lo que significó dejarla desnuda y sola en esa cosa. La luz no irradiaba calor, y nosotros no podíamos abrigarla –estando en Colorado, en pleno mes de enero. Además de eso, había unas gafas para proteger sus ojos de la luz. Bajo esa delgada pieza que, colgada desde la parte superior, y que para ella era tan fácil de mover, quedaba cubierta su cara unos cinco minutos. El peligro de asfixia combinado con el hecho de que ella continuaba helada aun cuando ya estaba en su cama, significó que no tolerara más de cinco minutos (como mucho) antes de estallar en llanto, totalmente desconsolada".

¡Gracias a Dios se extrajo leche!

Durante el primer mes, me extraje lo que parecieron ser litros y litros de leche (aunque no tantos como para llenar un congelador grande). Casi se convirtió –algo poco

41

saludable– en una competición conmigo misma, intentando superar la cantidad que había logrado la última vez. Mi tope fue de trece onzas en una sesión de 10 a 15 minutos de duración. Aunque tener un congelador lleno de leche genera un sentimiento muy reconfortante, el sacaleche no ayuda para nada a disminuir la congestión mamaria.

Todas las historias que he oído sobre extracción con sacaleche, son solo una prueba más de cuan extraordinarias somos las mamás. La cantidad de dificultades, incomodidades y molestias que enfrentamos para cuidar a nuestros hijos es heroica. Esto hace que un solo día no sea suficiente (aunque el Día de la Madre es mi nuevo día favorito, porque logro relajarme y hacer lo que quiero sin tener que aparentar con nadie, ¡y encima recibo regalos!). Odiaba el sacaleche por el dolor, las náuseas y el extraño malestar emocional que generaba, pero es cierto que les permite a muchas mamás que no pueden amamantar poder darle a sus hijos leche materna, además de ayudar a prevenir y curar la mastitis, y aliviar nuestro miedo de no ser capaces de alimentar a nuestros hijos. Es un arma de doble filo increíblemente asombrosa.

CAPÍTULO 6

¡¿Qué es lo que le pasa a tu lengua?!

Y bien, volvemos a mi "Odisea Amamantar."

Mi alivio al lograr darle la teta a Mi Pequeño Lechólico fue palpable. No podía esperar para amamantarlo. Dejé que El Mejor Marido durmiera, y me hice cargo de la rutina nocturna –durante unas dos noches. Luego llevamos nuevamente al bebé a nuestra habitación y El Mejor Marido se ocupaba de cambiar los pañales y luego, yo le daba de comer.

La primera semana de teta "real" usamos una pezonera, y un día simplemente ya no la usamos más. Comenzó a darme pereza usarla y a Mi Pequeño Lechólico le daba igual si estaba o si no. Me habían comentado que las primeras semanas podían ser dolorosas, así que me armé de valor para enfrentar el dolor y traté de relajarme transitando ese momento en compañía de la serie Buffy.

Nuestra santa vecina dijo que su –fantástica– mamá, le daba una copa de vino en aquellas tomas particularmente incómodas, y la llenaba de revistas de farándula. Ella comentó que las primeras semanas fueron agonizantes hasta que descubrió la crema para pezones Motherlove en la cadena de supermercados Whole Foods, y dijo que alteró el curso de su experiencia. Le tomó un mes y la ayuda de una consejera de lactancia para acomodar el agarre y la succión, hasta que finalmente se estableció.

Para el final de la segunda semana de lactancia, mis pezones se sentían como si estuvieran agarrados con pinzas mientras eran lamidos por la lengua áspera de un gato, una y otra vez. Estaba convencida de poder oír el roce, aunque, muy probablemente, estaba alucinando a causa del dolor. Ambos pezones estaban agrietados y blancos cuando no estaban sangrando. Una de mis mejores amigas –otra santa–, con un bebé que ya es adolescente, recordaba los pezones lastimados, pero no recordaba haber hecho nada; se resuelve solo de algún modo, me dijo. Sin ir más lejos, mi santa madre tampoco tenía ningún consejo útil. Ella dice que amamantarme la relajaba mucho. Así que esperando que se cure solo, intenté sonreír y aguanté el dolor, fantaseando con pellizcarle con fuerza los pezones a El Mejor Marido, simplemente para no sentirme sola con este sufrimiento. En mi chequeo posparto, la practicante de enfermería se compadeció y se preocupó por mí; aunque, aparte de lanolina, ella tampoco tenía otra solución.

Alguien (creo que nuestro pediatra) me dijo que la tienda de regalos de un hospital cercano a mi casa vendía lanolina. Cuando se me acabó, fuimos allí, solo para darnos cuenta de que su horario era tan fugaz como el Tardis de Doctor Misterio (Doctor Who). Yo estaba hecha un desastre; había tenido una cirugía en el pie justo después del chequeo, me dolían los pezones y, obviamente, tenía mucho sueño acumulado. Después de haber atravesado el maldito hospital medio arrastrándome, casi llorando, y obviamente recuperándome del parto (léase: gorda), las enfermeras de maternidad se compadecieron por mí y me dieron tres potes de muestra de lanolina. Hay muchas cosas en la vida por las que estoy realmente agradecida y las enfermeras pasaron a ser parte de esa lista al instante.

Santa Mónica (del grupo de mamás) también pasó por dolores similares al amamantar. Aproximadamente a la semana de comenzar a dar la teta, su pecho izquierdo se lastimó mucho –además del enrojecimiento y la sensibilidad normal–. Tenía un pequeño fragmento de piel con herida abierta, que se desprendió de la punta de su pezón la primera vez que Corazón de Melón se prendió al pecho. No podía sanarse nunca porque él –al succionar– sacaba la cascarita, si es que alguna vez llegó a formarse una.

No podía ponerme ropa que tocara mis pezones porque me dolía muchísimo el roce de la tela. Usaba casi permanentemente una bata de felpa, dejando mis pechos al aire. Solamente me cubría cuando venía alguien, rogando que no me abrazara muy fuerte.

El hospital me había dado pequeñas compresas de gel, pero cuando se secaban, se pegaban a la piel y dolía muchísimo sacarlas, así que las use muy poquito tiempo. Yo era muy terca, no quería usar pezoneras para amamantar porque no quería que mi bebé tuviera contacto con otra cosa que no fuera mi pezón.

Pensándolo ahora, probaría las pezoneras, ¿por qué no? Había oído decir que no se recomienda dar tetero hasta un mes después de establecida la lactancia para que no haya "confusión con la teta". Pero en este punto, tengo que admitir que un pezón lastimado es extremadamente doloroso y más si no parece sanar; la única forma de mejorar era sacándole la teta a Corazón de Melón.

Llevó alrededor de una semana de ofrecerle solo mi pecho derecho, vaciando el otro con el sacaleche para poder curar la herida. Estaba contenta de compartir con mi marido la tarea de alimentarlo –él le dio mi leche en tetero durante esa semana. Hasta que un día, un ángel me advirtió que hay cosas muchísimo mejores para curar los pezones que las que te dan en el hospital. ¡Todo lo que quería era poder poner algo sobre mis pechos en los pocos momentos que Corazón de Melón no estaba sobre ellos! Exactamente tres semanas después del parto, resolví el problema con el protector de pezones de Avent,[13] llamado 'Breast Shell'. Esa cosa me salvó la vida, me vistió de nuevo y además retenía la leche que salía cuando las tetas goteaban.

Yo también usé compresas de gel en un intento de aliviar mis pezones y calmar el dolor. Las ponía en el congelador (como dicen las indicaciones) y las alternaba durante todo el día. El frío era algo vigorizante y adormecía la zona. Pero al sacarlas volvía cualquier dolor que, de momento, había desaparecido.

Mis pezones empeoraban después de cada toma, al punto de que nunca dejaban de dolerme. Por la noche, el dolor comenzaba a esparcirse hasta llegar a mi espalda a lo largo de la línea del sostén y duraba horas, así que después de amamantar a Mi Pequeño Lechólico no podía volver a dormirme. En la toma de las 3 a.m. volví a derrumbarme cuando sentí el impulso de tirar a mi bebé para que se desprendiera de mis pezones; entonces caí en cuenta de que ese nivel de sufrimiento no era normal. Amamantar no podía ser tan "natural" o popular si todas padecieran semejantes dolores.

---

13   El protector de pezones –que no es lo mismo que la pezonera convencional–, es una silicona con un orificio para el pezón y una carcasa que lo recubre, protegiéndolo.

Mientras comía galletitas de queso desaforadamente –mi tentempié de madrugada preferido[14]– una vez más recurrí a Dr. Google. ¿Qué hacían las mujeres a las 3 a.m. cuando no existía la Internet? Los blogs de maternidad aliviaron mi hipocondría con relatos de pezones sangrientos dolorosamente agrietados (debería ser el nombre de una banda de rock), debido a vasoespasmo y mal agarre (también buenos nombres). Hablaban de soluciones con calor (¡no frío!) y Advil. Como era difícil acertar la causa real y el tratamiento adecuado, decidí buscar ayuda en la mañana. Mientras tanto, calenté una máscara sinusal y la puse sobre mi pecho. ¡Ay! ¡El alivio fue angelical! Incluso calmó el dolor de espalda.

Gracias a la Ley de Protección al Paciente y Cuidado de Salud Asequible, los seguros de salud de los Estados Unidos tienen la obligación de cubrir las consultas a consejeras de lactancia y los sacaleches. Esto significa que más mujeres tienen acceso a la ayuda que necesitan, pero también que las consejeras están ocupadísimas. La tercera a la que llamé (sacada de Google, pero recomendada por cada persona a la que le pregunté), dijo que estaba segura de saber cuál era mi problema y se apresuró para verme una hora después de la llamada. Sencillamente tienes que amar a una persona que se compromete tanto para aliviar tu dolor.

La consejera de lactancia –en adelante La Gurú– (ya que todas las personas que conozco en Denver la aclaman y bromean que hacen cultos en su honor) era como un ángel cálido y maternal. Es ese tipo de mujer que todos queremos tener como mamá, incluso si la tuya es asombrosa. Quería contarle absolutamente todo, llorar y que me abrazara para

---

14   Los primeros meses, después de amamantar, estaba tan hambrienta que me podría haber comido a El Mejor Marido si se interponía entre la comida y yo. Afortunadamente, él estaba muy bien entrenado para asegurarse de que siempre hubiera aperitivos a mano.

que todo estuviera mejor. Ella me recibió en su acogedora oficina con su mullido sofá, pilas de almohadones de lactancia, una mesa cambiadora, una balanza, un pequeño escritorio y bibliotecas repletas de libros de lactancia.

Comencé sollozando la historia del bebé imposible de amamantar, y terminé relatando la victoria agridulce del doloroso momento en que se agarró a la teta. Con el entusiasmo de Mary Poppins, ella observó mis pezones mutilados y dijo que sabía exactamente cuál era el problema, pero quería chequear otras cosas antes de determinarlo. Estaba tan adolorida y era tan grande el deseo de recuperarme, que casi no me sentía incómoda estando un largo rato con las tetas al aire frente a una desconocida como ella. Yo estaba a la expectativa y observaba con detalle mientras ella pesaba a Mi Pequeño Lechólico. Ella me aseguró que había una solución sencilla. Examinó su boca y observó callosidades en su labio superior –que se suponía que debían haber desaparecido en la primera semana de vida, pero persistieron seis semanas más–. Me lo dio para amamantarlo y así observar su (nuestra) técnica. Me dijo que una lactancia "normal" no puede doler más de 3 en una escala de 1 a 10. Yo estaba en 5 cuando tenía un buen día y en un 8 a las 3 de la mañana.

Su diagnóstico estaba listo: él tenía frenillo sublingual corto. A diferencia de las imágenes alarmantes de frenillos cortos desde la punta de la lengua hasta las encías (ella me las mostró para que yo no las googleara más tarde estando sola), Mi Pequeño Lechólico solo tenía corta la parte posterior del frenillo –ese pequeño hilo, en lo más profundo debajo de la lengua que parece estar diseñado para prevenir que te tragues tu lengua– y tenía un movimiento muy restringido. Esto causaba que usara sus labios para alimentarse, a su vez, causando el aplanamiento del pezón, lo que posteriormente causó que se cortara la circulación y derivara en vasoespasmo, algo extremadamente doloroso.

Se denomina Síndrome de Raynaud.[15] Ella me aseguró que al cortar el frenillo de mi bebé, un procedimiento de no más de dos minutos realizado por un dentista, se resolverían nuestros problemas y yo sanaría completamente en una o dos semanas. Luego, en un intento de devolución de favores, trató conseguir un turno para esa misma tarde.

Antes del encuentro con La Gurú, yo estaba esperanzada con algún cambio en la posición o alguna técnica secreta que desconocía. Aun teniendo la certeza de que había algo legítimamente mal, esto era más de lo que había imaginado. Comencé a respirar nuevamente, sin percatarme de que había dejado de hacerlo. Aun así, era un alivio saber que este dolor no era el dolor típico de las primeras semanas.

Como era viernes, no pudo conseguir turno con el dentista antes del lunes, así que dejó que me desahogara llorando y luego me mandó a casa con indicación de alimentarlo con tetero hasta que mis pezones sanaran. También me dio una lista de remedios para ayudar en la recuperación, incluyendo un complemento vitamínico con magnesio, calcio y B6; una crema tópica a base de hidrocortisona y Polysporin; aceite de coco para lubricar el sacaleche y calentadores de manos para usar entre el protector mamario y el sostén. Sentir el calentador sobre los pezones lastimados, eso sí que es la gloria.

Si amamantar fuera fácil no habría tantos productos de ayuda. Aunque se supone que la lactancia es la cosa más natural, por momentos parece un deporte para gente rica con todo ese equipo de apoyo que compramos: pezoneras, sacaleche, cuarenta bocas de sacaleche para tener el tamaño

---

15   Olsen y Nielsen escribieron, en 1978, un artículo en un periódico escandinavo especializado en investigaciones clínicas de laboratorio, que decía que el Síndrome de Raynaud afectaba mayormente a las mujeres en período de lactancia, apareciendo generalmente durante el primer mes, y siendo más común en lugares con clima frío. Por lo tanto, creo que lo mejor para todas es que alguien se solidarice con un viaje a Hawaii o a algún lugar cálido mientras estamos amamantando.

adecuado, cobertor, lanolina, almohadillas de gel, protectores mamarios, sostenes de lactancia y camisas para amamantar. La Coalición para Indigentes de Colorado (conocida en inglés, como Colorado Coalition for the Homeless) recolecta todo tipo de artículos, incluso en cajas abiertas y pude así donar pañales desechables, accesorios para sacaleches, almohadillas de gel y protectores mamarios sin usar, lo cual me hace sentir menos derrochadora. Además, pensar en una mujer sin hogar atravesando por esto me angustia muchísimo, así que doy todo lo que puedo.

Si bien en otras oportunidades he tomado vitaminas, esta fue la primera vez que sentí una reacción inmediata al tomar calcio y B6. El dolor causado por el vasoespasmo disminuyó instantáneamente. El magnesio también ayudó, pero generalmente me provocaba náuseas, así que no lo tomé mucho tiempo.

Realizamos el corte del frenillo el lunes siguiente, a pesar de que El Mejor Marido le tenía un ligero temor al procedimiento. A raíz de varios conflictos durante el embarazo, él había desarrollado una creciente desconfianza hacia los médicos, y no estuvo tranquilo hasta que finalmente me vio amamantar libre de dolor a Mi Pequeño Lechólico. Pero, como el hombre inteligente que es, continuó cediéndome el control de todo lo referido a la lactancia.

El dentista siempre se reserva una hora al día exclusivamente para frenectomías,[16] que al parecer son bastante comunes. No se conoce con certeza la cantidad de casos con frenillo porque no son diagnosticados con frecuencia, pero se estima que el 10% de la población lo padezca. No obstante, al asistir a grupos de lactancia –donde las mujeres buscan ayuda– parecían ser más comunes.

Santa Adele, de Nuevo México, también tuvo este

---

16   Hubiese querido que la palabra fuera Frenilloctomía, porque es más divertido pronunciarla. El nombre técnico es Anquiloglosia, que igualmente me gusta.

problema:

Había leído algo de información sobre amamantar y cosas por el estilo, pero, francamente, cuando algo iba mal y yo intentaba buscar información que me ayudara, no encontraba prácticamente nada.

Nuestras experiencias de parto han sido largas y complicadas, y nunca hubiera imaginado que los problemas de lactancia pudieran llegar a ser incluso peores. Nuestra comadrona, enfermera y partera certificada, recomendaba dar la teta inmediatamente después del parto para que todo evolucionara correctamente.

Ella era increíble. Después de dar a luz, me enseñó a sostener a Tesorito (diferentes posiciones), y me ayudó a acomodar mi pecho en su boca durante casi una hora. Durante ese lapso, Tesorito no se prendía bien –si es que lo hacía. La doula se fue al poco tiempo para asistir otro nacimiento. Por suerte, antes de irse habló con una de las enfermeras, mencionando que quizás yo necesitaría un poco más de ayuda porque el primer intento no había sido exitoso.

En el transcurso de las siguientes 36 horas, intenté amamantarlo al menos una vez por hora, y esos "intentos" duraban aproximadamente treinta minutos cada uno. Estaba totalmente exhausta mental, física y emocionalmente. Comenzaba a entrar en pánico, pensando en la posibilidad de que Tesorito estuviera llorando de hambre y yo no parecía ser capaz de calmar su necesidad.

No le dimos ni un tetero en el hospital y seguí la misma línea, para ver si así finalmente se pegaba bien; pero ella no lo hacía, punto. Probé con seis u ocho posiciones diferentes. Intenté sacándome leche de antemano, para que bajara y estuviera lista para salir. Probé acariciando con mi pezón su labio inferior, para estimularla y que abriera la boca. Nada parecía funcionar.

Una cosa de la que estoy agradecida es que en Nuevo México se apoya mucho la lactancia materna. En el hospital, las parteras son las encargadas de recibir a los bebés, excepto en partos donde haya complicaciones; es ahí donde interviene el obstetra. Además, hay un equipo de tres consejeras de lactancia y están disponible las veinticuatro horas, para que puedas recibir asistencia en cualquier momento.

Yo ya era una cara familiar para ellas, que por cierto tenían muy claro que iba a amamantar cueste lo que cueste. Las primeras horas postparto me visitaban cada tres horas e intentaban ayudar a mi Tesorito a pegarse al pecho durante treinta o cuarenta y cinco minutos. Fue durante una de esas visitas cuando una de ellas recomendó el uso de una pezonera. Mi primera reacción fue "de ninguna manera", porque no quería lidiar con algo extra mientras amamantaba. Una de las consejeras dijo que la recomendaba porque creía que el hecho de sentir "algo" en la boca, podía incentivar a mi Tesorito. La idea era comenzar dándole con pezonera para luego quitarla cuando ella ya succionara mejor. Por otro lado, mencionó los posibles inconvenientes de quitar la pezonera y esa fue la razón principal de mi negación a hacerlo.

Mi problema principal con la lactancia no tenía que ver con el hecho de no tener un pezón muy grande, sino con que Tesorito no supiera cómo agarrarlo. Mientras nos preparábamos para ir a casa, una de las consejeras de lactancia dijo que consideráramos cortar su frenillo para permitir que la lengua tuviera más movimiento y pudiera agarrar mejor el pezón. Una vez más, mi respuesta inicial fue "de ninguna manera". No quería complicar todo aún más. Ya todo era bastante difícil. Al momento del alta –después de un día y medio–, Tesorito había hecho caca solo una vez y no había mojado más de dos pañales. No era un buen indicio como para regresar a casa.

¡La primera semana en casa fue un desastre total! Tanto así que al final del quinto día de haber llegado con nuestra pequeña bendición, yo estaba tirada en el piso de la cocina, totalmente colapsada, llorando histéricamente y con una incertidumbre total. Me sentía física, emocional y psicológicamente destruida. Tesorito, incluso llorando, lo intentaba y luego se apartaba. Ella era paciente en cada uno de los intentos, aun sabiendo que sería una tortura.

Mi bebé aún no tomaba bien la teta, y ya estaba siendo bastante obvio que no estuviera recibiendo el alimento suficiente (si es que recibía alimento), y por ese motivo siempre tenía hambre. Su llanto aumentaba mi ansiedad y mi angustia. Mi marido llamó a nuestra comadrona desde que me encontró en el piso de la cocina, y ella manejó una hora (sólo de ida) hasta nuestra casa para ayudarnos. Rezó y pidió por nosotras dos, y después me ayudó a acostarme en la cama en una posición cómoda y, una vez más, intentó que mi hija se agarrara al pecho. Me miró a los ojos y me dijo: "No me voy a ir hasta que tu bebé esté tomando la teta". Eso me alivió mucho y, después de unos treinta minutos, mi bebé estaba comenzando a succionar. Ella aún lloraba muchísimo cuando la ponía en el pecho, pero al menos intentaba tomar un poco. Después de dos horas, nuestra doula nos recomendó considerar el uso de la pezonera para estimular a Tesorito y que permaneciera en el pecho. Para ese momento yo ya estaba desesperada por iniciar finalmente una buena lactancia así que accedí, y ella finalmente la "agarró"–aunque ni se acercaba a una alimentación completa, al menos logró sacar algo. Durante los días, las semanas y los meses posteriores, continuamos un proceso constante, con ciclos de tres horas. Los primeros cuarenta y cinco minutos intentaba que se prendiera, seguido de amamantarla con pezonera y luego extraerme con el sacaleche. Y así culminaba. Tenía unos treinta minutos antes de reiniciar el ciclo. No hace falta aclarar lo agotador que era. Aun así, continuábamos la rutina.

El tema de la lengua se resolvió solo y eventualmente, comencé a amamantar a Tesorito sin la pezonera a eso de los cuatro o cinco meses. Su frenillo se estiró a medida que ella creció.

Ya que el mejor marido y yo fracasamos de manera épica al educarnos sobre la lactancia, no teníamos ideas preconcebidas sobre la forma más adecuada de amamantar a Mi Pequeño Lechólico, así que yo me aferraba a cualquier intervención que pudiera ayudar a alimentarlo y mantenerlo sano, incluyendo la frenectomía. Aun así, tenía mis obsesiones. La Gurú me dijo que el frenillo corto es congénito, así que obviamente quise saber a qué parte de mi familia debía culpar. Aparentemente, en aquellos tiempos –antes de que los médicos convencieran a nuestras madres y abuelas de que amamantar era antinatural y antihigiénico–, todas amamantaban sabiendo los riesgos que podían llegar a correr, pero sabiendo solucionarlos. Yo decía querer saber de dónde venía la herencia del frenillo corto para advertirles a nuestras hermanas –la mía y la de mi marido–, pero creo que era más probable querer culpar a alguien, aunque realmente no importara. Luché tanto durante todo el embarazo para ser considerada importante, que quería hacer responsable a alguien por esta desgracia.

Después de hablar con mi mamá, mi madrastra y mi suegra, recolecté cierta evidencia que sugería que El Mejor Marido había tenido frenillo corto, y por ese motivo mi suegra tuvo tantos problemas para amamantarlo. Eso también explica sus problemas dentales en la infancia que, según La Gurú, podrían haberse evitado con la frenectomía. (Aunque resulta ser que la dentición temprana viene de mi lado, así que probablemente estaba condenada al dolor al amamantar sin importar el motivo).

El procedimiento fue bastante simple. El dentista puso un poco de anestesia en dos bastoncillos de algodón largos, y la aplicó en el área que rodeaba al frenillo de Mi Pequeño Lechólico. Luego lo cortó con unas tijeritas. Mi bebé se portó como un campeón; le sonrió al dentista antes del corte. Después lloró locamente hasta que lo puse en la teta y tomó como nunca antes. Según La Gurú, algunas mujeres relatan que su dolor se despejó casi inmediatamente. Yo estaba bastante lastimada así que no pude decir lo mismo, pero definitivamente estaba mejor. El sangrado de su boca se detuvo después de un poco de teta, y nos fuimos a casa –totalmente exhaustos, pero al fin sanando.

CAPÍTULO 7

Las mamás amamantan en grupo

A pesar de la promesa de La Gurú de continuar ayudándome, yo tenía cierta incertidumbre respecto a asistir a grupos de lactancia. Debo confesar que no soy una de esas personas que se siente cómoda estando desnuda, y menos en público. No soy nada impúdica. Rara vez ando por la casa desnuda y me resulta muy incómodo amamantar frente a otros sin cubrirme.

Admiro a esas personas que no tienen vergüenza de hacerlo. Una santa amiga enfermera tenía una regla en su casa: si no quieres ver tetas, vete. Se negaba a cubrirse en su propia casa e incluso una vez atendió la puerta para recibir el correo con su bebé pegado a la teta. "El cartero se paró tan lejos como pudo mientras me daba el bolígrafo para firmar", dijo ella. Yo, en cambio, buscaba privacidad en la habitación o en la pequeña cueva del bebé cuando llegaba la hora de amamantar.

Por eso, la idea de permanecer junto a un montón de mujeres con las tetas al aire no me atraía para nada y fue probablemente, uno de los motivos que hizo que tardara tanto en pedir ayuda cuando Mi Pequeño Lechólico no se pegaba al pecho. La otra razón por la que no iba a grupos de lactancia era el prejuicio de creer que no era más que un grupo de mujeres amamantando, y no un espacio formal y organizado para recibir asistencia. Tenía preconceptos muy extraños a pesar de haber hablado con Saeran, quien había asistido a estos grupos para recibir ayuda. Un día, durante una de las clases preparto, vi el salón donde hacían las reuniones de lactancia y estaba lleno de pupitres; desde ese día me hice la idea de que amamantaban sentadas en ellos. Aparentemente no hice preguntas sobre la logística.

Así que ir a un encuentro de lactancia era intimidante. La Gurú había prometido ayudarme, aliviando uno de mis prejuicios, pero aún permanecía la imagen mental de mujeres con sus felices bebés lactantes, y yo con un bebé llorando como loco, alterando todo el esquema. Por otro lado, tenía pánico de volver a oír una vez más todas las técnicas y posiciones que nunca habían funcionado con nosotros. Al no haber leído nada sobre bebés que lloran como el mío, sentía como si fuera la única que atravesaba estos problemas. Lógicamente, sabía que no podía ser así y La Gurú me había asegurado que no estaba sola en esto, pero ya a esas alturas tenía mes y medio reafirmando ese sentimiento de soledad.

El día posterior a la frenectomía de Mi Pequeño Lechólico fui a mi primer encuentro de lactancia. Llegué tarde, agotada, después de haber tenido problemas de transporte y todavía tenía dolor al amamantar. Yo era un completo desastre. Quiero dejar claro que no soy una de esas mamás prolijitas que hacen que cualquier desastre parezca bellísimo, vestidas con pantalones de diseñador, sandalias lindas y un peinado casual perfecto. Yo soy más bien la mujer con manchas en la ropa, el pelo enmarañado, que siempre anda en chanclas –que olvidó completamente lo que era un par de zapatos[17]– y que probablemente también tenga algo entre los dientes (ni siquiera pregunten cuándo

---

17   ¡El Mejor Marido leyó eso y dijo que me ama de todos modos! Lo cierto es que el día anterior a nuestra primera cita, me teñí el pelo de rubio platinado accidentalmente. Digamos que sus expectativas no son muy altas desde entonces.

fue la última vez que me los lavé).

Me detuve en un amplio salón, aparentemente de yoga, con pisos de madera blanda, sin muebles, solo un par de estantes y –gracias a dios– los espejos estaban cubiertos, y nos sentábamos todas en torno a un círculo. El grupo comenzó a ubicarse en ronda, mientras se iban presentando y consultaban sus dudas sobre lactancia. Yo estaba mentalmente preparada para ver cuerpos y pechos como en un bar nudista. La realidad fue que la mayoría de ellas se sentaba y, o amamantaba discretamente o esperaba su turno para hablar. Algunas, incluso, amamantaban con cobertores o mantas, aunque la mayoría no; y todas tapaban sus pechos una vez que sus bebés terminaban. Lo máximo de desnudez que vi fue a los bebés desnudos que pesaban antes y después de comer y a algunos "pañales con cabeza" que se escapaban de sus mamás. Hay más escotes en un club nocturno que en un grupo de lactancia.

El punto es que estos grupos existen porque amamantar es una tarea difícil, y todas ahí tienen o han tenido problemas. Sí, hay tetas, pero por lo general todas las mujeres son discretas y prestan más atención a los bebés escurridizos y a las historias que comparten las demás, que a las partes íntimas.

Cuando La Gurú me diagnosticó, me dijo que pasara el fin de semana sin amamantar para poder sanar. Siempre queriendo hacer más de lo que debo, en lugar de quejarme por el dolor, intenté amamantarlo en ese instante; y lloré. Lloré porque aún me dolía. Lloré porque estaba rodeada de personas y no pude contener un minuto más mis emociones. Lloré porque estaba hormonal. Lloré porque había llegado tarde y estaba despeinada. (Incluso ahora estoy llorando al escribirlo y recordarlo). Estaba tan abrumada, pero al mismo tiempo que lloraba, escuchaba. Y la dulce madre de una mamá primeriza que estaba sentada junto a mí, me aseguró que todo iba a estar bien.

Las veinticinco o treinta mujeres del grupo, abarcaban todos los problemas imaginables. Había mamás preocupadas por la pérdida de peso de sus recién nacidos y de la poca producción de leche que tenían. Otras, celebraban el aumento de peso de sus bebés y renegaban por la excesiva cantidad de leche que producían. Algunas, lidiaban con problemas de paladar, de dientes; y había otras mamás que simplemente necesitaban asistencia general y cierta seguridad. Incluso, había una mujer que necesitaba ayuda porque había inducido la producción de leche para poder amamantar a su pequeña beba adoptada. ¡¿Qué tan increíble es eso?! Y yo, era una de las varias que padecía de heridas por causa del frenillo corto.

Cuando llegó el turno de compartir mi problema, el grupo comenzó a dispersarse. Hablaban unas con otras, intentando obtener ayuda con sus problemas. La Gurú se acercó y se disculpó por haberme saltado. Luego me convenció de no amamantar por el resto de la semana para poder finalmente curarme. Dulcemente, intentaba calmarme con su repetida frase "los bebés quieren tomar teta". (Sólo es un pensamiento, pero si una mujer puede amamantar a su beba adoptada, ¡todo problema tiene solución!). Luego me mostró cómo estimular a Mi Pequeño Lechólico con el tetero y el chupete, para que aprendiera a succionar con la lengua adecuadamente.

Esa semana que tomé para sanar fue tan reconfortante como difícil. Era fantástico no sentir dolor, pero a su vez eso significó que las tomas nocturnas fueran más largas, así que El Mejor Marido y yo comenzamos a acumular sueño otra vez. Además, ya había comenzado a extraerme leche de nuevo. ¡Uffff! Después de una semana desde "la sanación", mis pezones se veían más irritados que antes. A pesar de estar usando la aceitosa y desagradable pasta curativa y la manteca de coco para lubricar el sacaleche, tenía toda la piel seca alrededor de la areola –piel muerta en la punta de mis pezones, y todo el resto enrojecido e irritado. A pesar de esto no me dolían; y cuando amamantaba a Mi Pequeño Lechólico parecía no importarle, sin embargo, cuando se tragaba un pedazo de piel que se desprendía, sus ojos se abrían como queriendo expresar: ¿¡"Qué carajo fue eso"!?

Tengo que dejar bien claro que soy una persona hipocondríaca –cuando estoy sana–, pero cuando realmente estoy mal tiendo a naturalizar el problema y ser más racional. Cuando Mi Pequeño Lechólico tenía seis meses, tuve culebrilla. Tardé dos semanas en ir al médico porque estaba convencida de que el sarpullido era por picaduras de arañas (dimos una limpieza profunda a la casa) y, cuando el sarpullido se regó, llegué a pensar que eran picadas nuevas o que habían puesto huevos en mi piel y esos huevos ya habían eclosionado y me estaban comiendo viva (¿dije que era racional?, quizás debería haber usado otra palabra). Una amiga no estaba convencida con mi teoría, y cuando fui al doctor –por sugerencia de ella–, me confirmó que las arañas de Colorado no ponen huevos en las personas.

El caso es que, después de una semana y media, mis pezones parecían estar empeorando (no dolían, pero se veían horribles). Creí que era el Síndrome de Raynaud y que, como cuando alguien se quema, la piel muerta simplemente debía caerse (aunque quizás eso tampoco sea cierto; no lo recuerdo). Así que no me preocupaba al ver mis pezones blancos y escamados. Además, pensaba que las ampollas eran producto del sacaleche –si no has tenido la oportunidad de usarlo, déjame aclararte que si bien hay cierta fricción en la succión,[18] no debería causar ningún tipo de ulceración, especialmente si usas lubricante.

Decidí consultarle una vez más a La Gurú. Sintién-

---

18   La boquilla del sacaleche (donde va la teta) viene de diferentes tamaños. Yo necesitaba un tamaño más grande del que imaginaba, así que la Gurú me puso la boquilla adecuada y no hubo más fricción.

dome más "hermana mayor" que nunca, llevé a mi pobre e inocente cuñada que justo estaba de visita en casa. Pensé que debía saber por lo que estaba atravesando, en caso de que ella también tuviera el gen del frenillo corto y tuviera este tipo de problemas con sus futuros bebés. En retrospectiva, debí haber llevado una cámara. La Gurú quería que les sacara fotos a mis pezones; yo más bien desearía haberle sacado una foto a su cara. Cuando despegué las almohadillas de gel, ella quedó boquiabierta. Intentó recomponerse en nombre del profesionalismo, pero sus ojos se agrandaron como el corazón del Grinch. Miró fijamente, analizando totalmente asombrada. Yo me reí.

Una vez más me sentía aliviada de no estar sufriendo de hipocondría; además siempre he disfrutado ser la paciente que desconcierta al profesional y no cuadra en sus diagnósticos. Es prácticamente un hobby para mí. Ella jamás había visto pezones tan jodidos. No estaba segura de qué hacer conmigo. Preocupada de que fuese candidiasis (infección por un hongo), y a su vez confundida porque Mi Pequeño Lechólico no presentaba signos y yo no estaba adolorida, comenzó a llamar otros especialistas para ver si alguno podía tomar una muestra de cultivo. Obviamente otra vez era viernes. Mi obstetra-ginecólogo no podía atenderme hasta la semana próxima, ya que era un especialista muy solicitado (él es uno de los pocos médicos en Colorado que aún realiza partos con bebés de nalgas, y uno de cada veinticinco bebés está posicionado así, con lo cual es un hombre muy ocupado), así que La Gurú me sacó un turno con un médico generalista cerca de su consultorio. También llamó a mi pediatra para que hiciera una orden de análisis para mi bebé, muy preocupada por la desconcertante situación. Estuvimos de acuerdo en evitar las almohadillas de gel, y me pidió que por favor fuera a ver al médico que había contactado para que sacara las muestras.

Al salir, sentí la necesidad de instruir a mi cuñada –a

pesar de que ella insiste en que no era necesario exponerla así– y sin aviso le mostré mis pezones despellejados, que estaban ligeramente mejor en ese instante. Quiero decir, si no puedes alardear con tu virus come piel, ¿cuál es la gracia? Ella se alejó espantada con una mezcla de horror e incomodidad y, como (lo que asumo que es) una elegante dama sureña, reprimió el recuerdo y hasta el día de hoy ella dice que eso nunca sucedió; —El Mejor Marido también pretende, con cierto espanto, no recordarlo—.

El médico tomó la muestra y el cultivo dio negativo. Resultó ser que Mi Pequeño Lechólico y yo estábamos bien. Mejor dicho, el estaba bien. Yo estaba teniendo una reacción alérgica a esa pasta que en teoría debía curar mis pezones. Una vez dejé de usarla, me sané realmente y comencé, una vez más, a amamantar a mi bebé plenamente –cada dos horas– e incluso cómodamente en el grupo de lactancia de La Gurú.

CAPÍTULO 8

Mastitis, congestión y otros dolores en el pecho

Cuando me enteré de que estaba embarazada, decidí que no iba a engordar de más. Había leído que no había motivo para aumentar más de once kilos y, dado que yo ya había ganado cinco kilos estando casada, calculé que solo tenía que engordar seis kilos más. (Sí, puedes reírte de mí). Intenté llevar la cuenta de las calorías que consumía, pero me di cuenta de que al controlarme tanto estaba dejando de comer y eso me enfermaba.[19] Así que dejé de preocuparme por la cantidad, y solo me concentré en comer sano y hacer ejercicio.

Salí a correr hasta la semana treinta y tres (una vez que Mi Pequeño Lechólico se ubicó de nalgas se volvió muy doloroso continuar), e hice yoga durante todo el embarazo. A las treinta y nueve semanas, cuando nació mi bebé, había aumentado dieciocho kilos sobre los cinco de más que ya tenía. ¡Me inflé! ¡Estaba enorme! Y no había nada que pudiera hacer al respecto, excepto creerle a las mentirosas que aseguran que el peso se pierde rapidísimo cuando das

---

19   Mientras que embarazadas deberíamos comer 300 calorías extras y amamantando, unas 500.

la teta. [20]

Cuando mis pechos se agrandaron por el embarazo, estaba segura de que D/DD era la talla máxima que mis pobres y pequeñas tetas (antes B/C) podían alcanzar. Ay, qué equivocada estaba una vez más. Cuando finalmente tuve la bajada de la leche, fui a comprar un sostén para amamantar (ya que mi sostén talla C prácticamente no cubría mis pechos), y mi talla resultó ser E, que ni siquiera sabía que existía.

Embarazada, realmente disfrutaba mi nuevo escote e imaginaba –con cierto grado de horror– qué tan enormes serían mis tetas cuando tuvieran leche. Calmé mi temor imaginándome en primavera con una silueta de muñeca Barbie, unos cuatro meses después de dar a luz (que parecía un gran lapso de tiempo para ponerme en forma). Dado lo voluptuosa que estaba, estoy segurísima de que si la lactancia lograra desaparecer el peso del embarazo con rapidez ¡habría más de una Barbie allá afuera!

La santa vendedora de la casa de artículos para bebés me contó que ella amamantó durante dos años porque le gustaba tener tetas grandes. Y mi santa naturópata, aceptó haber disfrutado de sus "enormes pechos momentáneos". Yo en cambio, no. Me imaginaba, horrorizada, tetas enormes a punto de estallar durante todo el período de lactancia. Gracias a Dios nuestro cuerpo va regularizando la producción de leche, y el goteo y la hinchazón desaparecen. Creo que si no fuese así, no habría campaña pro-lactancia que convenciera a las mujeres de amamantar por años.

Cuando mis pechos se congestionaban, me sentía como ese dibujito animado que se traga la granada y le explota en el estómago, solo que en este caso era en mis tetas.

---

20   A grandes rasgos, lo que la gente quiere decir realmente, es que si trabajas duro puedes bajar de peso en el mismo lapso de tiempo en el que aumentaste.

Cuando la congestión ya era extrema, mi pecho izquierdo me dolía tanto que creía que se rasgaría; en comparación, mi panza en el tercer trimestre de embarazo parecía elástica. Se sentía como cuando aguantas las ganas de hacer pis mucho tiempo y te duele la vejiga al moverte e incluso al orinar. Mis pechos se hinchaban más y más, hasta que colapsaban y la leche comenzaba a salir a chorros en cualquier dirección, incluyendo la cara de Mi Pequeño Lechólico (a él parecía no importarle demasiado). Aparentemente es algo común. Mi santa naturópata dijo que recordaba cuando su bebé se dormía en el pecho y cuando soltaba el pezón los chorros de leche lo despertaban, empapándole la cara.

Quedé en shock cuando otra mamá –su bebé tenía una semana de diferencia con el mío– me contó que a ella no le goteaban los pechos y que no tuvo que usar los desagradables protectores mamarios más que uno o dos meses después del parto. Si bien nuestros cuerpos se van adaptando a las necesidades de nuestros bebés, por al menos seis o siete meses, cada vez que Mi Pequeño Lechólico alteraba su rutina de sueño y lactancia, yo terminaba con los pechos totalmente congestionados. Santa Riona, mamá de Osito, me contó que ella comenzó a gotear a los cinco meses de embarazo. "Yo pensaba, 'si este bebé tuviera algún problema con la alimentación, sería de lo más injusto'", dijo.

El Mejor Marido amaba que tuviera los pechos grandes, pero hasta que mi producción se regularizó –después de unos tres o cuatro meses–, no dejé que me los tocara. Estaban muy sensibles (no de manera positiva, sino muy propensos al dolor) y a mí me preocupaba que la leche empezara a salir mientras teníamos sexo. Algo no demasiado sexy.

Mi mejor amiga me contó que cuando se le congestionaban mucho los pechos durante la noche –al punto de estar duros como piedras–, le dolía solo el hecho de moverse, y su "totalmente indiferente (futuro ex–) marido, se calentaba y quería tocar mis enormes y endurecidas tetas".

Puedo entender por qué las mujeres puérperas a menudo quieren asesinar a sus maridos.

Como ya sabrán, el cuerpo humano no es simétrico. Esto se incrementó cuando comencé a producir leche. Mis tetas pasaron a ser "una teta enorme para amamantar" y "una teta pequeña de producción baja". Mi pecho izquierdo, al congestionarse, podía llegar al tamaño de la cabeza de mi bebé de tres meses, mientras que el derecho se veía como un globito de agua. Una peluquera me dijo que ella no pudo amamantar por más de uno o dos meses, porque sus tetas tenían tamaños tan diferentes que se sentía un monstruo.

En algún lugar leí –y también escuché comentarios en el grupo de lactancia– sobre amamantar siguiendo un orden, para regular el tamaño de los pechos. Así que yo amamantaba religiosamente con la teta pequeña en primer lugar, rogando incrementar la producción de ese lado, ¡pero fue en vano! Todos los artículos que había leído decían que era conveniente comenzar con el pecho más pequeño, porque los bebés succionan más fuerte al principio y estimulan la bajada. Desafortunadamente, mi teta izquierda tenía poca producción y mi bebé no quería continuar succionando de ese lado. Lo hacía unos segundos y desistía, incluso después de un mes de empezar siempre con ese pecho. Sabía que él podría sacar leche si lo intentaba, pero simplemente no lo hacía.

Algunas mujeres recomiendan amamantar con una sola teta por toma, para darle tiempo de llenarse a la otra. Eso solo funcionaba de noche, cuando Mi Pequeño Lechólico me daba ocho horas entre toma y toma, y mis pechos se congestionaban (siendo el único momento en que tenía suficiente cantidad para alimentarlo). Aparentemente, este hábito de amamantar con un solo pecho –denominado lactancia en bloque–, también es beneficioso si tienes mucha leche y sale con mucha fuerza. Pienso que le permite al bebé relajarse en una teta y disfrutarla, en lugar de atragantarse con chorros de leche sin descanso.

Tanto las consejeras de lactancia como los blogs de maternidad también recomiendan sacar leche de la teta pequeña después de cada toma para estimular la producción. Eso –literalmente– te exprime. No hay nada peor que estar recostada con tu bebé llenito y tranquilo, y tener que levantarte para meter el pecho en un incómodo sacaleche y continuar bombeando los doloridos y cansados pezones. Así que no lo hice.

Después de un mes de lactancia exitosa, cambié el mecanismo y comencé dándole del pecho grande para terminar con el más chico. Una vez que el zaceaba su hambre, se quedaba succionando tranquilo, por un largo rato, el pecho pequeño. Como los bebés tienen más fuerza de succión que un extractor de leche hospitalario, deduje que esta rutina debía ser igual de efectiva que usar un sacaleche después de amamantar, y además yo me sentía realizada –el mejor remedio para los problemas de lactancia. Si bien mi producción no cambiaba ni aumentaba, al menos me daba la sensación de vaciar ambos pechos por igual.

Usaba protectores mamarios para absorber la leche que goteaba, hasta que finalmente el cuerpo se regularizó (más o menos a los cinco meses), y también sostenes con relleno para amamantar en lugar de sostenes regulares, para que mis tetas totalmente irregulares lucieran un poco más normales. Algunas mujeres recomiendan usar sostén con relleno de silicona en el pecho más pequeño –vienen individuales para cada pecho– y así mejorar su apariencia.

Mi vanidad suele inclinarme más hacia el lado ridículo,[21] así que le resté importancia a mis "pechos mutantes", pero no sin antes probar levantar mis contenedores de leche con un sostén con push-up y relleno.

Creo que al comenzar el proyecto de este libro, he incentivado de algún modo a las musas, y me han bendecido con las maravillas –quizás desconocidas– de la lactancia, algo así como un sentimiento de "cuidado con lo que quieres porque se te puede cumplir", (o más como una batalla de saberes de la que empecé a formar parte). Pero a las tres de la madrugada, cuando me despertaba el dolor muscular y articular desde el cuello hasta la punta del pie (algo que no había vuelto a sentir desde la última y devastadora gripe asesina), ya no me sentía tan bendecida.

En retrospectiva, comencé con dolor en mi pecho derecho –como si me hubiera golpeado–, que se lo atribuí al aro del sostén. Pero, con lo dormida que estaba nunca hice la conexión de los síntomas. Esperaba que fuese alguna liberación de toxinas por el yoga, pero temía estar incubando la gripe de los cinco años (cada cinco años me da una gripe terrible que –supongo– aumenta mi sistema inmunológico y después estoy bien de nuevo). Apenas podía levantarme de la cama para alimentar a Mi Pequeño Lechólico.

Después de unas horas más de sueño, me levanté como pude de la cama, tomé un baño y consulté al Dr. Google. Dijo que no parecía ser por el yoga, pero sugería una posible mastitis, ¡una infección en los conductos de leche! Estaba momentáneamente aterrorizada de solo pensar que debía tomar antibióticos. Me pasé el año entero previo al

---

21   Usé una banda para la cabeza con una flecha (simulando una flecha atravesada en la cabeza) durante casi toda la primaria. Mientras las chicas se hacían bucles y flequillos, yo hacía carteles con frases reflexivas; y cuando las medias de colores con zapatillas Keds estaban de moda, yo las mezclaba usando medias y zapatillas de diferentes colores.

embarazo peleando contra una candidiasis, tomando antibióticos durante seis años por enfermedades sinusales que me contagiaban mis pequeños alumnos de esquí, y finalmente me había estabilizado. No estaba dispuesta a romper el equilibrio que había logrado.

Leí sobre una mujer que usó sacaleche durante cuatro horas para destapar los conductos y drenar la infección. Pero sacarme leche durante horas no era una opción válida para mí, por decirlo de manera delicada. Por suerte, Dr. Google tenía otras alternativas, y me aseguró que no por tener mastitis necesariamente se tiene una infección. El consejo si un conducto se obstruye –esa sensación de golpe que sentía en mi pecho– era "Calor. Descanso. Vaciar el pecho". Para los síntomas de gripe, los blogs de maternidad también recomendaban ibuprofeno.

Felizmente, después de algunas horas a puro "Calor. Descanso. Vaciar el pecho", la mayor parte del dolor había desaparecido, y al otro día solo quedaba una mínima sensación. Todo gracias al maldito aro del sostén que había presionado los conductos y causado todo el problema. ¡Maldita sea mi estupidez!

Tener mastitis es un problema relativamente normal durante la lactancia, como consecuencia de las enormes cantidades de leche que producimos para nuestros bebés. Obstetras, ginecólogos y pediatras, todos la diagnostican con frecuencia y ofrecen la –aparentemente fácil e inmediata– solución de los antibióticos. Ciertos blogs y algunas parteras recomiendan bombear con el sacaleche hasta que la obstrucción (y en ciertos casos infección) desaparezca, lo que puede significar horas de sufrimiento.

Más de la mitad de las mujeres con las que hablé durante todo el transcurso de este libro, había tenido mastitis al menos una vez. Muchas la habían padecido varias veces, como santa Isabel. Ella sufrió durante meses hasta que desistió y comenzó a darle leche de soja a su bebé.

A él no le gustaba el sabor de los antibióticos en la leche, entonces rechazaba la teta. De todos modos, ella no lograba extraer lo suficiente como para dárselo en tetero, y encima él vomitaba lo poco que le daba.

La mastitis también fue el motivo por el cual mi prima santa Juana eligió usar el sacaleche de forma exclusiva.

Podía dejar pasar tres horas y media, calvez cuatro entre extracciones, al punto que mis pechos se congestionaban –y obviamente los conductos se tapaban e infectaban. Me llevó un tiempo darme cuenta y entenderlo. Para ese momento ya había tenido mastitis cuatro veces.

Podía dejar pasar tres horas y media, tal vez cuatro entre extracciones, al punto que mis pechos se congestionaban –y obviamente los conductos se tapaban e infectaban. Me llevó un tiempo darme cuenta y entenderlo. Para ese momento ya había tenido mastitis cuatro veces.

Era algo horrible. Me retorcía del dolor mientras bombeaba con el sacaleche y las lágrimas caían sobre mi cara. Mi increíble marido, pobrecito, estaba fuera de sí. Me frotaba la espalda, me animaba en el momento más crítico –las primeras succiones son las más dolorosas. Él me preparaba té y me ponía mis series preferidas. Vi todas las temporadas de Buffy[22] y Gilmore Girls mientras extraía, durante los primeros meses. Y por supuesto, él se encargaba de cuidar y atender a nuestro Hombrecito más que yo, porque realmente estaba incapacitada para hacerlo los primeros días. Así que el pobre no dormía nada

---

22   Es una serie que realmente hay que ver en los primeros meses postparto mientras amamantamos.

para poder ocuparse de ambos. Era sin duda un campeón.

Después del primer episodio, averigüé un poco más sobre cómo lidiar con esto sin antibióticos. Apenas notaba alguna dureza, ponía la almohadilla con calor sobre el pecho y masajeaba mientras comenzaba a extraerme con frecuencia (lo que obviamente incrementaba el infierno que estaba viviendo). Creo que realmente di pelea para que no regresaran después de la cuarta vez. Tanto la segunda, como la tercera y cuarta vez, la mastitis desaparecía después de un par de días de calor y muchísima extracción.

Después de todos los problemas que atravesó santa Mónica con las heridas en sus pezones, también tuvo que lidiar con la mastitis un par de veces:

> Fui a una reunión de La Liga de la Leche con Corazón de Melón. Me sentía como si un camión me hubiese pasado por encima. Les mostré mi pecho mientras les preguntaba si podía ser un conducto tapado, o qué. Miraron la piel enrojecida y rígida, y me dijeron '¡Anda al médico!' Era mastitis y tenía que tomar antibióticos de inmediato. Estaba en contra de los medicamentos durante la lactancia, pero tenía que hacerlo. Una semana después, ya se había solucionado.

> Cuando Corazón de Melón tenía tres meses, comencé a sentir los pechos congestionados, y se veían hinchados y colorados. Una vez más, me sentía como si un camión me hubiera pasado por encima. Y de nuevo, llevó diez días de

antibióticos acabar con la mastitis; y de nuevo a los cinco y siete meses. Siempre tardaba en tratar el problema, con la esperanza de que pudiera ser un ducto tapado y que pudiera solucionarlo con calor, masajes y sacaleche. Se convirtió en un dolor bastante habitual, al que le daba importancia recién cuando Corazón de Melón se pegaba al pecho y la leche bajaba, haciéndome sentir pinchazos en la teta y el resto del torso hasta mi espalda. Pero, en lugar de admitir que era mastitis, parecía como si me resignara al dolor y lo hiciera parte de la rutina de amamantar.

Antes de que naciera Mi Pequeño Lechólico, mi comadrona me había recomendado comprar lecitina por alguna totalmente excelente razón, la cual yo en ese momento totalmente no capté. Incluso El Mejor Marido no tiene idea de lo que había dicho. Después de averiguar, supe que era para ayudar a prevenir la mastitis. Según ciertas investigaciones, los problemas por mastitis afectan a entre el 10% y el 33% de las mujeres lactantes.[23] Quizás los hospitales deberían dar de manera gratuita lecitina junto con la lanolina.

Las mujeres con baja producción de leche se la ven muy difícil. Pero si bien es un problema, tiene varias soluciones. La sobreproducción de leche es, en cambio, como La maldición de la caja de Midas. Nadie te compadece, porque la leche materna es tan preciada que no es posible que tener mucha cantidad sea negativo. La realidad es que una excesiva cantidad puede hacer que amamantar sea extremadamente doloroso, si tu bebé muerde la teta para regular el flujo, sin mencionar el dolor de la congestión y

---

23   Causas y Desarrollo de Mastitis, Departamento de Salud y Prevención de Niños y Adolescentes, Organización Mundial de la Salud, Geneva, 2000. http://whqlibdoc.who.int/hq/2000/who_fch_cah_00.13.pdf

el riesgo continuo de tener mastitis o de ductos tapados. Incluso en circunstancias "positivas", la lactancia –en grandes cantidades– puede ser una jodienda.

CAPÍTULO 9

Mujeres vs. Cobertor – Amamantar en público

Además del debate sobre dar o no dar tetero, existe un gran debate sobre amamantar en público y que, al igual que el resto de las cosas sobre las cuales debate la gente acerca de los bebés, es completamente irrelevante. A mucha gente –con o sin hijos– le encanta juzgar a las mujeres que dan la teta en lugares públicos y a quienes que no lo hacen. Realmente no comprendo la razón. ¿Qué importa lo que hace una madre con su hijo si el fin principal es atender sus necesidades? Creo que la mayoría de las mujeres hacen lo que quieren o necesitan, independientemente de lo que piense el resto.

Una de las abuelas postizas de Mi Pequeño Lechólico nunca amamantó en público a ninguno de sus tres hijos porque eran muy ruidosos, jugaban con la teta y hablaban mientras tomaban. Santa Phiala me contó que su bebé se distraía con tanta facilidad, que al principio era muy difícil darle la teta en lugares públicos o incluso en la casa, así que solo lo hacía en su habitación o en el cuarto del bebé. Cuando su bebé cumplió el año, era tal la conexión y el entendimiento de ambos, que ella incluso subió fotos a Facebook conmemorando la Semana de la Lactancia Materna.

Santa Isabel se sentía muy incómoda amamantando frente a otros, y se negaba a dar la teta en baños públicos por la cantidad de microbios y gérmenes. ¿Quién puede culparla? Con su primer bebé, al único lugar que iba era a Babies R Us, porque tenían salitas para amamantar. "Esto realmente redujo los lugares para hacer compras", dijo. Superó casi toda su aversión con sus otros hijos pero quedó sorprendida cuando, un día, el conserje de su jardín preescolar empezó a darle charla justo mientras intentaba que su pequeño se pegara al pecho. "Tenía ganas de decirle, '¿En serio? ¿Realmente crees que quiero charlar justo ahora?'". Lo positivo es que ahora se siente un poco más cómoda y puede charlar con otras mujeres mientras está amamantando.

Otra santa, amiga del curso preparto, tenía el mismo problema de amamantar con gente cerca. En las reuniones de madres, ella le daba tetero mientras el resto de nosotras –algunas más cómodas que otras– amamantábamos, observando a las demás como si fuera una competencia, mientras intentábamos no mirar otras tetas; aunque es difícil evitarlo con tanta piel al aire –esperando que alguna admitiera lo incómodo que resultaba ese momento. (O quizás está todo en mi cabeza y todas la estaban pasando muy bien).

La primera vez que Mi Pequeño Lechólico tomó teta en público, fue en nuestro bar preferido. Sí, "llevé a un bebé al bar" y sí, esa frase de Reese Witherspoon en Nunca me olvides (Sweet Home Alabama, en inglés), dio vueltas en mi cabeza todo el tiempo. En Colorado los bares también sirven comida, así que en realidad parecía más un restaurante —con ambiente de bar—. Además, es legal llevar chicos a bares hasta las ocho de la noche. Ya, dejen de juzgarme.

La cosa es que salimos con unos amigos que aún no tenían hijos, así que para que no se sintieran incómodos –y como yo era novata con todo esto de la lactancia y no lograba andar sin ruedities (pezoneras) – fui al baño, que tenía un antiguo sillón aterciopelado. Fue muy placentero amamantarlo ahí, hasta que alguien golpeó. Quise trabar la puerta para que él pudiera terminar, pero cuando son tan bebés las tomas duran al menos media hora (succionaba con ritmo, pero tomaba mucha cantidad).

El bar no estaba muy concurrido y los baños eran unisex, pero no había sopesado las posibilidades al momento de entrar al baño, ni cuando la otra persona golpeó. Finalmente, desistí y guardé todo dejando pasar a la otra mujer, que encima se disculpó porque solo estaba buscando a su amiga. Pensé en volver a entrar, pero terminé regresando a la mesa con nuestros amigos. Intenté darle una vez más con el cobertor. El esposo de mi amiga parecía estar de acuerdo con que las mujeres amamanten en público, diciendo que a él no le molestaba, pero que prefería que usaran cobertor. Si no usan, dijo, es difícil no mirar porque la piel descubierta atrae visualmente. Es la razón por la que las mujeres usan shorts bien cortos y blusas escotadas, y los hombres juegan al frisbi sin camisa, así que realmente no podemos culparlo.

Nosotros éramos esos padres que –quizás irónicamente– creían que aún podían mantener el mismo estilo de vida. Salíamos a comer afuera muy seguido durante los primeros cuatro meses de Mi Pequeño Lechólico; de hecho, seguimos saliendo a comer todo el tiempo ya que cada uno de nosotros cocina solo par de veces en la semana. Esto deja dos o tres días donde necesitamos que alguien nos alimente. Así que me tuve que acostumbrar a amamantar a mi hijo en público. Fue una batalla difícil de ganar.

Los cobertores de lactancia, a diferencia de las mantas, están totalmente preparados. Tienen amarres para ponerse alrededor del cuello, anillos de plástico o metal para crear un espacio que permita ver al bebé y bolsillos de tela para poner artículos de higiene, u otro accesorio. Aun así, para algunas de nosotras usar un cobertor requiere de práctica. Me tomó una eternidad entender cómo –cubrirnos al bebé y a mí, al mismo tiempo que ponía a Mi Pequeño Lechólico en la teta sin meterle el cobertor en la boca. Una vez que lograba eso, él recordaba que tenía manos y comenzaba a empujarlo y moverlo, como una bandera que anunciaba lo que estábamos haciendo. Mi bebé quería saber qué pasaba allá afuera.

Hablando con mi santa amiga enfermera, me sentí como si formara parte de un increíble club secreto donde, por ejemplo, se sabe que los bebés se sacan el cobertor después de los tres meses de edad. "Un pequeño brazo aparece repentinamente a través del visor y lo desarma de un manotazo". (El club se llama "La Maternidad"). Con su segundo hijo usaba una toallita y con el tercero, ya ni le importaba.

Aproximadamente a los seis meses (suele ser un punto de transición fuerte para el bebé y la mamá), la almohada de lactancia se volvió íntima amiga mía. Mi timidez desapareció casi por completo, y yo me sentía más cómoda usando mantas o simplemente amamantando sin cobertor –si tenía puesto una camisola de maternidad por debajo que cubriera mi "aún" enorme panza.

Mi prima escocesa nunca tuvo problema de dar la teta en público. "Fue totalmente posible amamantar sin cobertor y sin que nadie me observara negativamente. ¡¡Quizás porque mientras amamantaba, mis pechos eran enormes"!!

Phiala me contó que ella siempre amamantó en público, sin importar el lugar –California, Kansas, Colorado, en restaurantes, supermercados, al aire libre, en aviones– y nunca tuvo ningún inconveniente. "Por eso siempre me sorprende oír que alguien haya pasado un mal momento por dar la teta en público", dijo ella. "Mi papá bromea diciendo que parezco una francesa, porque de un momento a otro estoy con las tetas afuera. Recibí mucho apoyo de mis padres y mi marido. Pero, francamente, aunque nadie me hubiese apoyado yo lo habría hecho igual". Una vez, ella estaba dando la teta sin cobertor en el patio del campamento de su otra hija, en Colorado, cuando otra mamá se paró, la miró y la felicitó efusivamente con los pulgares hacia arriba mientras articulaba con la boca un "¡Bien hecho!".

En Nuevo México apoyan mucho la lactancia materna, según dijo santa Adele: "Muchas mujeres simplemente sacan la teta y amamantan. Veía a diario mamás amamantando sin cobertor o manta. Ellas se sienten seguras y cómodas, porque acá es algo muy aceptado. Tengo entendido que hace unos años, Nuevo México entró entre los estados del país con mayor porcentaje de mujeres lactantes".

En 2008, Colorado otorgó legalmente el derecho a amamantar en público. La Coalición de la Lactancia de Colorado pegó un afiche en mi cafetería preferida, lo cual me sorprendió porque nunca había escuchado que alguien negara un servicio o sacara a uno de un lugar por dar la teta. Tengo una amiga sin hijos que una vez en D.C., se ofendió porque una mamá estaba dando el pecho en la vía pública, pero aparentemente lo ofensivo había sido la escena que estaba haciendo la mujer y no el hecho de amamantar en sí.

Una santa amiga, autora, pasó un momento muy vergonzoso cuando estaba amamantando en un espectáculo al aire libre del Ballet Folklórico de México. "Mi bebé dejó de tomar y soltó la teta. Yo nunca me di cuenta hasta que alguien me advirtió que mi teta colgaba a la vista de todos. Por fortuna, en ese momento todas las bailarinas salían bailando con el torso desnudo. Me sentí un poco mejor".

La anécdota más graciosa que escuché fue la de una destacada profesional. Esta santa –compañera de universidad de El Mejor Marido–, siempre amamantó sin problema a sus hijos (aunque los relatos sobre el momento de dormir parecían sacados de una pesadilla –si es que alguna vez conciliaba el sueño). Un día, poco después de comenzar a dar su curso de Danza del Vientre, estaba en un Starbucks en el desierto de Mojave, California, cuando llegó una de sus alumnas. Ésta se acercó y le preguntó a nuestra amiga si podía hacer una demostración del movimiento articular de cadera. Con su bebé tomando la teta bajo el cobertor, le dio una clase improvisada ahí mismo. "[Amamantar] era algo que literalmente podía adicionar a otras tareas en prácticamente cualquier situación", dijo ella. ¡Qué gran manera de volver a su talla preparto! ¡Amamantando y bailando!

Al final, lo importante más allá del debate de amamantar o no en público, es tener claro qué los hace feliz a tu bebé y a ti.

CAPÍTULO 10

Y llegaron los dientes
(o el comienzo del destete)

Cuando Mi Pequeño Lechólico cumplió cuatro meses, le salió su primer diente. Yo estaba exageradamente feliz, ¡era sólo un diente! Supongo que era por la novedad, porque realmente no tenía ni idea sobre los dientes. No podía dejar de contárselo a todo el mundo y me la pasaba intentando sacarle fotos. Más o menos a los cuatro meses y medio, ya tenía dos dientes –inferiores, para ser exacta. Gracias a Dios, mi dulce bebé no mordía. Sin embargo, alimentarlo comenzó a ser doloroso nuevamente, sobre todo en las noches.

Después de un par de semanas, el dolor volvió al nivel cinco. Como buena aprendiz, fui de inmediato al grupo de lactancia, lista para aprender toda clase de técnicas secretas que estaba convencida que existían. Desafortunadamente, los dientes no eran el problema. Era necesario revisar su frenillo, dijo la ayudante de La Gurú. Ella creía que aún estaba un 40% más corto de lo normal.

Yo no estaba sorprendida, porque me había convencido a mí misma de que era un dolor tolerable. Pero, para ser realmente honesta –lo cual no era a esa altura–, amamantar siempre fue un poco doloroso. Casi siempre estaba en un dos o tres en la escala de dolor. Dijeron que él no podía sacar la leche con total eficacia porque su lengua aún no funcionaba completamente. Esa era la razón por la que aún producía toneladas de leche –tanta cantidad que de hecho podía exprimir mi pecho en su boca.[24]

Eso también explicó mi talla E de sostén y la continua congestión, al igual que mis pezones tirantes y blancos, a los que pretendía no darles importancia.

Sabiendo lo que iba a venir en el dentista, la visita para su segunda frenectomía pareció ser más rápida (el tiempo fue el mismo) y con menos sangre y dolor (fue prácticamente igual). Y después de una semana, el dolor al amamantar fue decididamente menor. Mi Pequeño Lechólico sacaba la lengua y hacía sonidos graciosos (prrrzzz), y los meses que siguieron, comenzó a imitar muchos otros sonidos y expresiones que quizás yo podría improvisar. Por un tiempo, sacar la lengua era su saludo favorito. Él podía observar un lugar repleto de gente y sacarle la lengua a cada persona que lo miraba o le decía "hola".

Cuando estaba embarazada y la gente me preguntaba por cuánto tiempo iba a dar la teta, yo respondía ligeramente: "Un año, o hasta que me muerda". Ahora bien, entre las personas que realmente me conocen es sabido que mis ocurrencias sobre mis intenciones y mis motivos para hacer, o no hacer algo, están llenos de mierda. No lo hago a propósito, sino como un mecanismo de defensa y porque soy un despiste. Así que mi respuesta llevaba a otras respuestas que iban desde "Uy, claro", hasta "Ay, ¿ellos muerden?".

Después de tener a Mi Pequeño Lechólico y solucionar todo el tema de la lactancia, creí que debía darle un año y medio más. Me habían dicho que amamantar hasta los veintidós meses podía volverse incómodo. Una santa tía me contó cómo su bebé de veintidós meses se metió debajo de

---

24   La Gurú dice que la leche materna tiene increíbles propiedades curativas y se puede usar en cortes, raspaduras, infecciones en los ojos, entre muchas otras dolencias. Sospechosamente, esto suena como el "Windex" en "Mi gran casamiento griego"-

su camisa en público para ver si ella tenía leche. Ese fue el momento en el que decidió destetar.

A los seis meses de edad, a mi bebé le salieron su tercer y cuarto diente (los dos incisivos frontales superiores). Le costó un par de mordiscos y palmadas involuntarias en sus pañales, darse cuenta de que esos dientes nuevos eran filosos. Por más doloroso que sea que te muerdan el pezón (y hablamos de un nivel de dolor diferente), yo sentía la necesidad de continuar con la lactancia. Después de todo, él solamente estaba aprendiendo sobre sus dientes. Además, sólo tenía seis meses y yo no sabía de qué otra forma alimentarlo. Le habíamos comenzado a introducir alimentos sólidos, pero yo era demasiado perezosa como para ponerme a hacer papillas o triturar cereales. Así que hicimos destete voluntario del bebé o BLW (Baby Led Weaning) y simplemente le dábamos de lo que estábamos comiendo (que él pudiera sostener). Era un gran –quizás algo ineficaz– método para los primeros meses.

Recuerdo que en uno de los primeros grupos de lactancia a los que asistí, una mujer habló sobre la forma en que alimentaba a su beba mientras sanaba una mordedura en su pezón. Esta es para mí, una de las cosas más increíbles hasta el día de hoy (y otro caso puntual sobre las pendejadas por las que atravesamos). La consejera de lactancia le aseguró –y a nosotras–, que estaba bien llamarle la atención al bebé si mordía. Después de todo, ellos no saben que es doloroso. Entonces, cuando Mi Pequeño Lechólico me mordía, yo gritaba y le sacaba la teta de la boca. ¡Funcionó! Volvió a tomar la teta como el dulce bebé que era.

Después le salieron dos dientes más, y mi ligera respuesta un año, o hasta que me muerda, se volvió bastante más realista. Mi santa madrastra, enfermera, me dijo que las "huelgas de lactancia" –cuando el bebé deja de tomar la teta por los dientes–, "son totalmente normales". No para Mi Pequeño Lechólico; él quería más y más leche, ¡y aliviar el dolor de sus encías conmigo!

Después de despegármelo unas cuantas veces por haberme mordido, comenzó a entender. Cuando quería presionar sus encías él presionaba l-e-n-t-a-m-e-n-t-e con su boca y sus labios, hasta que yo le advertía que no me mordiera. Si me agarraba desprevenida, a veces gritaba y siempre lo sacaba del pecho, lo que hacía que él llorara ya que, por lo general, no había terminado de comer. Cuando yo le recordaba que él no tenía razón para llorar, porque la que había sido mordida era yo, me sonreía tímidamente y decidía que quería jugar.

Aunque las mordidas son horribles, la tensión de mis pezones fue lo que me empujó para tomar la decisión de destetarlo al año. Una vez más estaba sufriendo a causa de mis pezones planos y mordidos. Tenía un dolor punzante, más intenso de lo que debe sentirse ponerse un piercing en el pezón. Generalmente duraba unas horas. Luego, a medida que disminuía el dolor, comenzaba una especie de hormigueo, como cuando se te duerme un pie, acompañado del profundo sentimiento de que el daño ya estaba hecho, una vez más. Su lengua estaba funcionando bien, pero cuando él estaba muy cansado o fastidioso o malhumorado, o todo lo anterior por la dentición, usaba mi teta como un chupete. Mis pezones quedaban tensos y blancos, y dolían el resto del día. Tomaba el calcio y la vitamina B6 religiosamente, y vaciaba los pomos de lanolina. Pero igual, el dolor me estaba volviendo loca. Quería abrazar a Mi Pequeño Lechólico y aliviar su malestar emocional, no ser su máquina de alimento o juguete para la dentición. El destete parecía ser lo mejor para nuestra relación.

Como nosotros somos viajeros y tenemos familia por todo el país, y además decidimos no cambiar nuestro estilo de vida más de lo que ya lo habíamos hecho, El Mejor Marido y yo ya habíamos llevado de viaje a nuestro hijo tres veces para cuando cumplió ocho meses de vida. A los cinco meses, lo llevamos a recorrer Las Vegas en una mochila para bebé, y varias personas nos chocaron las manos refiriéndose a la película ¿Qué pasó ayer? (Hangover, en inglés). A los seis meses, fue personalidad destacada en la boda de su tía (la que había quedado traumatizada por mi alergia en los pezones); y a los siete meses y medio, se quedó con sus abuelos, quienes lo cuidaron mientras íbamos a una reunión de reencuentro con los compañeros de clase de El Mejor Marido. Cada vez que regresábamos de un viaje, le salían un par de dientes nuevos. Era como una especie de souvenir.

En el vuelo de regreso de ese último viaje, no había forma de calmar a Mi Pequeño Lechólico. Todo lo que quería era tomar teta, desde las cinco de la madrugada hasta bien entrado el vuelo. A eso de las diez de la mañana, ya no podía hacerlo más, quería llorar. No sé si aún quedaba leche, pero él succionaba sin parar y no se dormía. Desesperada, saqué un tetero con agua que habíamos llevado y le pedí a la azafata que lo llenara con leche. Mi bebé se la tomó de un trago e instantáneamente se quedó dormido. Fue uno de los momentos más reconfortantes que experimenté durante su primer año de vida. Saber que podía darle leche que no fuera mía, me quitó un gran peso de encima.

Continué amamantándolo al ritmo habitual, pero le daba un tetero con leche de vaca como complemento cuando estábamos en un lugar público o cuando le dolían los dientes y estaba más sensible. Me enamoré instantáneamente de ese momento en que sostenía en mis brazos a mi bebé mientras tomaba tetero. Era ese momento soñado y relajado del que tanto me habían hablado, pero que jamás había sentido realmente. Cuando amamantaba, me terminaba aburriendo (finalmente comencé a jugar Angry Birds); y a causa del dolor, nunca estaba relajada. Pero con el tetero, él se acurrucaba en mí y yo podía besarlo todo lo que quería (algo bastante constante).

A los diez meses, Mi Pequeño Lechólico ya tenía doce dientes y daba la sensación de que continuarían saliendo sin darle un descanso. Dr. Google recomendó retirar el pezón cada vez que lo mordiera para poder modificar ese hábito, pero ese no era el problema, sino el hecho de que mi pecho estuviera constantemente aplanado. Pensé en ir nuevamente al grupo de lactancia, pero nunca lo hice porque supuse que no me dirían nada nuevo que me ayudara. Como la última vez no había aprendido ninguna técnica innovadora, asumí que no tendrían ninguna esta vez. Todavía estaba convencida de que existía un método secreto para amamantar que yo desconocía. Y estaba en lo cierto, había más técnicas. Ojalá lo hubiese sabido antes, pero al menos descubrí que tenía razón. (Quiero decir, ¿a quién no le gusta tener razón?)

Finalmente, le hablé a mi adorable santa comadrona, por referencia de otra consejera de lactancia –altamente recomendada– que escuchó pacientemente mi larga historia (aunque llena de información), y tuvo algo para aportar. Primero, ella sugirió sacar un turno con un quiropráctico pediátrico. Dijo que si la mandíbula o el cuello de Mi Pequeño Lechólico estaban desalineados, se podrían tensar otros músculos, y por ese motivo él apretaría de más mi pecho al succionar, haciéndome vivir un infierno. Segundo, me dijo que tuviera cuidado con la velocidad en que salía la leche del tetero porque obliga a los bebés a apretar para regular el flujo (aunque no me dijo que dejara de darle tetero). Por supuesto, cuando busqué en internet teteros de flujo lento, parecían no existir. Al final, me dijo que intentara alimentarlo con su cabeza inclinada hacia atrás y su mentón hacia adelante, y que le hablara antes de comenzar, mostrándole cómo abrir su boca bien grande.

La altamente recomendada consejera de lactancia dijo que los bebés son inteligentes y pueden regular solos el flujo de la leche. Esto, sin embargo, no es lo más conveniente para las mamás, y generalmente conlleva a que tiren el pezón hacia abajo, generando bastante dolor. Ella recomienda amamantar al recién nacido sentado en tu falda, mirándote, y que te recuestes hacia atrás, de manera que la cabeza del bebé quede un poco más alta que el nivel de la teta. La gravedad ayudará a regular la velocidad. También sugirió otras formas de disminuir el flujo de la leche, como comprimir el pecho y alimentar al bebé de costado, ya que al presionar el pecho contra la cama el flujo es más lento. La pezonera también ayuda a disminuir la velocidad hasta que tu cuerpo regula la cantidad de leche que tu bebé necesita.

"A los diez meses, no es fácil cambiar hábitos", dijo ella. Pero Mi Pequeño Lechólico era lo suficientemente maduro como para razonar. Al primer intento, el nuevo método pareció funcionar. Él agarró la teta en su totalidad y el dolor, posiblemente por heridas anteriores, disminuyó a nivel tres. Pero me llevó un tiempo descifrar una manera adecuada de acomodarme, para estar cómoda y no inclinada sobre él. Mi bebé nació con un tamaño promedio, pero creció rápidamente –un 100% en altura y un 60% en peso. Parecía como muy grande para estas posiciones y, como soy una aprendiz visual, no me quedaban bien del todo.

Los malos hábitos parecían ser la explicación para todo; especialmente dada la situación de Mi Pequeño Lechólico, que aún tenía ampollas en su boca –aunque debían haber desaparecido semanas atrás–, y nadie pensaba que los dientes fueran causa de problemas en la lactancia. De todas formas, yo quería estar segura de que todo estuviera bien, así que lo llevamos a la quiropráctica que había recomendado la consejera. La profesional nos explicó que iba a examinarlo y luego atendería, en diferentes sesiones, cada cosa que pudiera estar mal. Después nos envió a casa, no sin antes cobrarnos un ojo de la cara sin haber solucionado realmente el problema de Mi Pequeño Lechólico. Estábamos intranquilos, y decidimos que ella no era la especialista para nosotros. Aún estaba preocupada por el posible STM (la falta de articulación en la mandíbula), y la quiropráctica había mencionado que su cuello estaba fuera de lugar. Sospecho que la caída que tuvo cuando estaba aprendiendo a treparse solo a un mueble, puede haber sido una de las causas.

Encontré otra profesional que se especializaba en niños y no proponía sesiones semanales, tenía un costo razonable y era experta en escoliosis.[25] Examinó y solucionó el problema de mi bebé, confirmando que su espalda estaba fuera de lugar, probablemente por tropezarse con las cosas. Nos confirmó que él estaba bien y no corría peligro de desarrollar STM. Nos dijo que su mandíbula no estaba desarticulada, aunque podía asegurar que estaba en plena dentición porque apretaba los dientes.

Pensé en la posibilidad de pedirle a la consejera de lactancia que me diera clases de asesoramiento, pero dado que mi plan era darle teta solo unos meses más, no estaba segura de que valiera la pena. Siendo casi fin de año, ya no contábamos prácticamente con reembolsos por parte del seguro y me preocupaba que no me cubriera el total y tuviéramos que terminar pagando por eso.

Por alguna razón, tenía la sensación de que el destete sería difícil. Nos preocupó tanto durante meses, incluso antes de considerarlo seriamente. Quizás era porque todo había sido muy difícil, y porque asumía que si una mujer amamantaba a su hijo por años, era porque el bebé no quería dejar de hacerlo. Pero, seguramente sea porque no me gusta postergar. ¿Por qué dejar para mañana, lo que te

---

25   Como buena hipocondríaca, seleccioné los médicos de Mi Pequeño Lechólico en base a su habilidad para resolver diferentes posibles situaciones que yo concebía. Esto lleva a la medicina preventiva a un nivel completamente diferente –su doctor podría decir que era capaz de afrontar inconvenientes que, de todos modos, ¡mi bebé jamás iba a tener!

puede preocupar hoy?

Justo antes de llevar a Mi Pequeño Lechólico a la especialista, le comuniqué a El Mejor Marido que yo decidiría hasta cuando dar la teta, y que lo haría como mucho hasta el año. Él les dijo a nuestros amigos casi con exactitud lo que yo había dicho, algo así como que no valía la pena gastar tiempo o dinero para intentar corregir los malos hábitos del bebé, si planeábamos darle la teta hasta el año. ¿No es dulce escuchar como repiten las ideas lógicas que uno dice? Por supuesto, después de tratar de conseguir más ayuda, decidí (otra vez) darle teta hasta el año y medio. Ayudó el hecho de que se había vuelto menos doloroso, dado a un freno momentáneo en la salida de los dientes. Mi marido, con inteligencia, aceptó y apoyó mi deseo cambiante, sin emitir palabra.

Después de mitigar mis miedos y dejar de pensar que la mandíbula de mi bebé era la causa de nuestros problemas con la lactancia, hicimos otro viaje –esta vez para visitar amigos y familiares en el noroeste del país. Estábamos pasándola tan bien en el viaje que, sin notarlo, dejé de amamantar a mi bebé durante el día y, a veces, la noche. Si era tarde, o estábamos en un lugar público (él fastidiaba mucho al tomar la teta con gente alrededor), o si yo había tomado una copa, le dábamos un tetero. A él no parecía importarle demasiado. Dormía toda la noche, y se levantaba contento a tomar la teta de la mañana.

Cuando regresamos a casa, le volvieron a salir dientes nuevos y regresó el dolor al amamantar. Ya no soportaba más. A la primera quiropráctica le había sorprendido que yo hubiese aguantado diez meses con tantos problemas y dolor, y dijo que debía haber sido una gran hazaña. Desde el momento en que Mi Pequeño Lechólico comenzó a tomar tetero como el Pequeño Lechólico que es, decidí que estaba bien dejar de darle teta. Parecía algo muy natural. Él estaba ocupado explorando, y mientras tomara leche de algún lado, no parecía interesarle si salía de mí o no.

Hablar con mi santa prima escocesa y con una santa de Nueva Zelanda, me ayudó a aliviar mis sentimientos de culpa y fracaso. Mi amiga de Nueva Zelanda dijo:

> Amamantar es incómodo –a veces lleno de dolor (en mi caso las primeras seis semanas). A las cuatro semanas recuerdo haber pensado: "¡Listo, se terminó! Voy a darle hasta los tres meses como máximo". A las seis semanas, dejó de ser incómodo y doloroso, y comenzó a ser muy fácil.

A los cuatro meses y medio, mi Hormiguita se sintió molesto (no como él solía ser) en su toma de las diez de la mañana, durante tres días; al tercer día le di un tetero con fórmula y se la devoró. A partir de ese día, esa toma era con tetero. Recuerdo haberme sentido muy nerviosa por la evaluación de los cuatro meses, porque justo arrancábamos la alimentación mixta. Se lo comenté a la enfermera (quien realizaba las evaluaciones domiciliarias[26]) y ella simplemente dijo: "Ah, ¿le diste cuatro meses el pecho? Eso es muy beneficioso. Bien hecho". No me hizo ningún escándalo por darle ambas cosas.

Unas semanas más tarde, le di un tetero en la mañana y otro en la tarde, mientras amamantaba en otras ocasiones y así fue hasta que tuvo siete meses, cuando dejó la teta por completo, lo cual

---

26   Existen enfermeras que realizan visitas periódicas para pesar al bebé y chequear cómo va la alimentación. Además, brindan asesoramiento sobre cuándo y cómo comenzar con los alimentos sólidos.

fue decisión de ambos.

Mi prima escocesa me contó que cuando le ofreció arroz a su beba por primera vez a los cuatro meses, la pequeña agarró la cuchara y se la metió sola en la boca. "Acá la recomendación es no dar otros alimentos hasta los seis meses, pero creo que ella se hubiese comido sus propias manos". Su bebé varón, por el contrario, no tuvo interés en otros alimentos hasta ser más grande. Pasó de ser un recién nacido de cuatro kilos y medio, al otro extremo de la escala, y ella comenzó a tener problemas en las visitas médicas porque estaba por debajo del peso mínimo. "La pediatra me dijo que le diera Angel Delight –no sé si en Estados Unidos existe. Es algo así como un postre de chocolate instantáneo que se hace con leche. Decidí que remplazar la teta por chocolate no era una buena idea, así que no lo hice". Si bien a los cinco meses ya gateaba, con la comida no tuve tanta suerte hasta el año. Comía sólidos en cantidades chicas, pero era muy quisquilloso. De todos modos, a sus ocho años, es un niño que come muy bien y "no es demasiado exigente después de todo". Todos dejan la teta y comienzan con los alimentos sólidos de forma diferente. Me gusta esa idea europea de que amamantar es positivo sin importar por cuánto tiempo lo hagamos, en comparación con la presión americana de hacerlo hasta una edad determinada.

Para Santa Mónica, el comienzo del destete llegó cuando Corazón de Melón tenía nueve meses. Se fue de viaje en auto y, una vez más, comenzó a sentirse mal:

> Pensé que tenía alergia por la congestión nasal y el dolor de garganta, y no fui al médico porque estábamos lejos de casa. Mi energía disminuyó y mi incomodidad aumentó. Me sentí débil y agotada durante cinco o seis días, cuando finalmente fui a una sala de emergencias, en la zona rural de Nebraska. Me diagnosticaron de inmediato una

infección en el oído y comencé con antibióticos de nuevo. Mientras duró la infección, mi producción de leche disminuyó muchísimo, dado que yo estaba muy caída y deshidratada como para amamantar lo suficiente.

Un par de semanas después, me dio la menstruación por primera vez después de dieciocho meses, y cada vez daba menos la teta porque la producción disminuía más y más. Hablé con una mujer que le había llegado la menstruación dos meses después del parto y aún seguía amamantando bien a su bebé de ocho meses, así que suponía que la menstruación no era un indicador.[27]

Hace menos de diez días que dejamos completamente de amamantar y realmente extraño dar la teta. Sí, siempre extrañaré esa increíble etapa, donde experimentamos el milagro de alimentar a mi hijo con mi cuerpo, pero estoy lista para mirar hacia adelante con mis hormonas reguladas, y experimentar otras partes de mi identidad.

Si hay algo que me enseñó esta experiencia, es que nada es normal. A pesar de todo el drama y el dolor, también existen momentos placenteros y amorosos cuando amamantamos. Y mi hijo se llenaba de alimento en todo este proceso, lo que es totalmente milagroso para mí si pienso en todos los obstáculos que podrían haberme hecho

---

27 A pesar de que la medicina afirma que las hormonas causan la ausencia de la menstruación, yo creo que es la forma en que Dios nos regala un tiempo para olvidar el dolor de las contracciones.

abandonar con facilidad. Me siento muy afortunada de haber podido trabajar desde casa durante su primer año de vida. Quizás la adversidad constante no me vencía porque justamente podía lidiar con eso en la privacidad de mi hogar. Documentar todo esto ha sido muy terapéutico.

Santa Phiala me contó que ella amamantó a su primer bebé por tres años. Su hija era, y aún es, esa clase de niña que prefiere saber las cosas anticipadamente. Por eso, unos tres meses antes de que cumpliera los tres años, Phiala le explicaba –una y otra vez– que cuando cumpliera tres, "no más tetita". Su hija lo repetía con ella, sonriendo. Estaba totalmente de acuerdo con el destete cuando cumplió los años, y Phiala dejó de amamantarla.

Su leche tardó seis meses en retirarse. En el caso de mi madrastra, tardó un año entero, probablemente porque mi hermano dejó de tomar teta de repente a los cinco meses, a pesar de su buena producción de leche. A mí se me retiró bastante rápido, aunque mis pezones tardaron dos meses en pasar de un tono morado al tono rosado habitual, y las puntas –blancas y resecas– en volver a su estado normal. Me aliviaba saber que habían sanado, y que no había provocado un daño permanente. De todos modos, cuando hace frío, retoman esa tonalidad morada.

Mi nombre es Cassi Clark, y amamanté a Mi Pequeño Lechólico tan sólo diez meses y medio. Digo esto con tono de confesión, porque se siente como un fracaso. Pero déjame decirte (y decirme), acá y ahora, que no es así. Cualquiera que intente amamantar sin importar por cuánto tiempo, es una campeona, ¡y no dejes que nadie te diga lo contrario! (en especial esa cabrona dentro de tu propia cabeza). Amamantar. Es. Duro.

CAPÍTULO 11

La lucha con el tetero

Cuando comencé a amamantar, no sabía que era tan polémico el uso del tetero, algo positivo de no haber investigado sobre el tema. Mi Pequeño Lechólico, en su primer mes de vida, salió adelante gracias al tetero; él y su papá se conectaron muchísimo, gracias al tetero; mis pezones sanaron, gracias al tetero; El Mejor Marido y yo podíamos salir de vez en cuando, gracias al tetero.

Una santa amiga nuestra, que trabajaba como practicante, se adelantó a los problemas yendo a una clase de lactancia antes de tener a su bebé. Dijo que la iluminó totalmente, con mucha información beneficiosa. En la clase, la profesora apoyaba la lactancia materna exclusiva, para evitar la confusión del pezón con la mamadera. "Esto tiene sentido al menos que tengas problemas para lograr un buen agarre", dijo nuestra amiga. "No había énfasis en qué hacer si tenías problemas de agarre. Ya cuando padeces de problemas, es cuando la gente admite lo fastidioso que puede ser amamantar".

Como suele pasar, mi amiga tenía los pechos llenos de leche y un bebé minúsculo. "Yo estaba haciendo todo bien y su agarre era bueno, pero igualmente estaba sufriendo un montón", dijo. Además, su beba solía quedarse dormida en la teta. (Me pregunto si eso no sucedía por la cantidad de leche que tenía, que la llenaba demasiado rápido y le generaba sueño, o quizás por hacer fuerza extra como consecuencia de un mal agarre). Cualquiera sea el caso, su dolor se incrementaba cada vez más, a pesar de las garantías de que todo estaba bien y que era un dolor normal. Siempre terminaba con los pezones lastimados y sangrando. Por suerte, ella es una chica inteligente y arrastró su cuerpo puérpero (y a su beba) a un grupo de lactancia, donde le recomendaron que se extrajera leche y usara tetero hasta que sanaran sus pezones. "Todavía tengo este anhelo interno de lactancia exclusiva, pero al final el objetivo era que mi hija ganara peso apropiadamente, ya fuera con la teta o el tetero. Nunca tuvimos problemas de confusión con el pezón, y ella volvió a tomar teta sin problemas. Una vez que superó los tres kilos y medio, su agarre era bueno y mis pezones habían sanado".

En el primer mes de vida de su beba, mi desafortunada amiga contrajo neumonía. "Gracias a Dios le habíamos dado tetero al principio, ya que yo podía extraerme leche durante quince minutos, y después mi marido le daba el tetero en la noche, en lugar de lidiar con darle teta durante una larga hora". Resulta ser que la falta de sueño por amamantar cada tres horas no es bueno para ningún tipo de recuperación, y los teteros al final no son la peor cosa del mundo.

Además, relató que su pediatra le mostró estudios que comprueban que las mujeres que alternan fórmula con leche materna, amamantan por más tiempo. [28]"Probablemente porque disminuye la presión de lactar exclusivamen-

---

[28] No tengo los estudios exactos a los que se refería el pediatra de mi amiga, pero una breve investigación realizada en el año 2013 por la Dra. Valerie Flaherman, profesora asistente de Pediatría, Epidemiología y Bioestadística en la Universidad de California, en San Francisco, descubrió que "después de los tres meses, el 79% de los bebés que habían recibido fórmula durante los primeros días de vida, aún seguían tomando el pecho, en comparación con el 42% de los bebés que nunca habían sido alimentados con fórmula".

te", sugirió con inteligencia. Y una amiga de ella que vive en Australia dijo que es común que las mujeres de allá no usen tetero, porque tienen un año entero de licencia por maternidad. Como resultado, las mujeres que no usan tetero jamás, no pueden salir a cenar con su pareja o juntarse con amigas, porque siempre tienen que estar disponibles para amamantar. Estoy totalmente a favor de las licencias por maternidad de seis meses a un año, pero no dormir una noche entera durante seis meses, o no tomar una copa de vino o salir una noche durante un año entero, es más de lo que yo, personalmente, puedo tolerar.

Los teteros son un tema gracioso en el mundo de la lactancia. Para aquellas mujeres que entablan la lactancia fácilmente, las mamaderas no son realmente un asunto importante. Ya sea que no las usan, porque no las necesitan, o solo lo hacen cuando van a trabajar o están lejos de sus bebés; pero de cualquier forma, no son un tema importante. En cambio, para aquellas mujeres con problemas en la lactancia, los teteros son como las insignias de Dios en el billete de un dólar. Siguiendo la retórica, son malignas y pueden afectar a tu bebé; pero, una vez que las usas, te das cuenta de que generalmente resultan muy útiles, y si bien a veces pueden causar algún problema, es muy raro que sea tan grave como lo hacen ver.

La alimentación del bebé en la actualidad hace que nuestras vidas estén dirigidas por las onzas. Primero, por las onzas que él o ella está o debería estar aumentando. Después, por la cantidad de leche que extraemos de nuestros pechos y por la cantidad que come el bebé. Desde la invención de los teteros (que fue en la Edad de Piedra –literalmente[29]) y los sacaleches (inventados algún tiempo más tarde), sabemos con mayor precisión la cantidad que comen nuestros bebés, y eso nos da tranquilidad. Dar tetero nos permite tener más control. Las preciosas marquitas de los mililitros en los teteros nos permiten regular y saber lo que consumen nuestros bebés; algo muy bueno dado que nuestros pechos no tienen esas valiosas medidas de cantidad.

Nuestra santa amiga del curso preparto –con los pezones hechos para amamantar–, dijo que si bien amamantar para ella era tranquilo y delicado, tuvo inseguridades y temores. Se preocupaba por si producía o no la leche suficiente; si su leche era demasiado pesada y le producía gases a su bebé; si el fastidio de su bebé era a causa del alimento que ingería, etc. "Creo que con fórmula, las cosas son más sencillas", dijo ella. Cuando su marido le dio tetero al bebé por primera vez, ella observó algo inquieta, casi celosa, como si la conexión entre ellos se estuviese perdiendo. "Una tonta, porque era mi leche; pero cuando yo lo amamanto, compartimos un momento muy especial". ¡Ese deseo de conexión mientras los alimentamos es muy fuerte! Como dije antes, mi momento preferido con Mi Pequeño Lechólico, era cuando podía abrazarlo mientras tomaba su tetero –ambos libres de estrés.

Siempre es mejor lo natural, y los médicos intentan ayudarnos controlando el tiempo (basándose en una velocidad estimada de flujo que, personalmente, desconfío que sea igual en todas las mujeres), mientras que las consejeras de lactancia nos orientan sobre cuánto comieron, pesando a nuestros bebés antes y después de comer para comparar la diferencia de gramos. Pero, si una mamá está teniendo

---

29   Suzanne Barston escribió el libro Bottled Up: How The Way We Feed Babies Has Come To Define Motherhood, And Why It Shouldn't que habla sobre las políticas de la lactancia materna, y aportó hallazgos arqueológicos de una mamadera de cuatro mil años de antigüedad.

problemas con la producción o el agarre del bebé a la teta, complementar la lactancia materna con tetero puede ser una salvación, y a su vez, aliviar la tensión.

Nunca me pasó esto de negarle un tetero a Mi Pequeño Lechólico; quizás por los problemas de deshidratación que sufrió al poco tiempo de nacer. Pero uno de las contras de dar tetero durante un mes, es tener hyper conocimiento sobre la cantidad que toma. Cuando aún intentaba amamantarlo bien, trataba de adivinar cuánta leche estaba sacando, basándome en la cantidad que tomaba después en el tetero. La falla en mi método fue que mi bebé tomaba (y aún sigue haciéndolo un año después) toda la leche que le dábamos. (Al año, nuestro pediatra sugirió que medio galón de leche al día no era necesario –aumentó su peso en un dieciocho por ciento).

En general, Mi Pequeño Lechólico tomaba realmente todo lo que succionaba. Él no escupía, casi no vomitaba, y prácticamente ni siquiera chorreaba leche cuando cerraba la boca para tragar. Pero periódicamente, vomitaba unos cien mililitros sobre mí –de alguna forma nunca era sobre mi suegra o mi marido, solo sobre mí. No era esa babita tierna para la que compramos toallitas de mano. Era la leche con la que dos minutos antes lo había llenado, con la misma densidad con la que había entrado, volviendo a mí, como si estallara en mi pecho una bombita de agua.

Empezamos usando los teteros Dr. Brown porque santa Saeran investigaba activamente los productos para su bebé, y después nos pasaba el dato a nosotros. Agregamos un tetero curvo Avent a nuestro repertorio de teteros, porque ese era el predilecto de La Gurú. Cuando empezamos a darle leche de vaca, Mi Pequeño Lechólico la tomaba con un tetero recto de flujo uniforme. Nunca sintió confusión.[30]

En Nueva Zelanda realmente apoyan la lactancia materna (una directiva gubernamental), tanto así que ni siquiera pueden enseñar a dar tetero. Pero mi santa amiga, que vive allá, tiene un punto de vista interesante. Ella dijo:

> Una de las chicas de mi clase nunca quiso dar la teta, y dio tetero por elección desde el principio, pero tuvo que ser insistente para hacerlo.

> Honestamente no veo nada negativo en la alimentación con fórmula. De hecho, cuando el hijo de una amiga tenía dos semanas, ella estaba agonizando completamente, y ni ella ni su bebé estaban recibiendo demasiada ayuda. Tuvo una partera horrible, que solo le repetía que 'se hiciera la fuerte', básicamente, y se aguantara el dolor. Su marido fue al supermercado, le sacó fotos a las latas de fórmula y me las envió a mí, para que le dijera cuál debía usar. Ella aún lo amamanta un poco, pero su hijo se alimenta mayormente con

---

30 Marianne Neifert –miembra de la Academia Americana de Pediatría y profesora de pediatría en la Universidad de Medicina de Colorado (FAAP y MTS, por sus siglas en inglés)–, más conocida como Dra. Mamá, aclara que el fenómeno conocido como "confusión del pezón" genera un temor exagerado, y en realidad se desencadena cuando la producción no está siendo estimulada porque el bebé no succiona lo suficiente, presuntamente por causa de la alimentación con tetero. De cualquier modo, ella dice que "cuando la lactancia es complicada, se toman medidas especiales", y que extraerse leche puede ayudar en la estimulación de la glándula mamaria. (http://www.dr-mom. com/blog/breastfeeding-myths/) El bebé de una mamá que conocí en las clases de lactancia de La Gurú, prefería el tetero antes que la teta de su mamá. Pero ambos asistían a las clases y practicaban técnicas para que el bebé se agarrara al pecho, y funcionó. Ahí mismo, junto a nosotros, su hijo tomó durante quince minutos seguidos de un pecho, y contó que en casa continuó tomando por mucho más tiempo.

fórmula, y ambos están mucho más felices así. No hay nada malo en esto. Yo realmente creo que lo que te haga más feliz a ti y a tu bebé (mientras tengan alimento suficiente), es la mejor opción. Le ponemos un estimado de tiempo a la lactancia como si eso realmente importara y no es así. En Nueva Zelanda las mamás primerizas reciben muchísimo apoyo, pero si alguna decide dejar de dar la teta a los tres meses, lo ven como un éxito.

La consejera de lactancia que me recomendaron me dijo que la leche sale muy rápido del tetero ("porque quienes las fabrican están asociados con las compañías de leche, que quieren que nuestros bebés tomen más para que nosotros compremos más"). De modo que la alimentación con tetero puede generar malos hábitos en nuestros bebés, como pellizcar nuestros pezones o incluso morderlos. Mientras que eso pudo haber causado algunos problemas posteriores, ella nunca sugirió que olvidara el uso del tetero. Del mismo modo, La Gurú me hizo usarlo para enseñarle a mi bebé a sacar más la lengua y succionar con él, en lugar de hacerlo con sus labios. Como con todo, hay cosas positivas y negativas respecto al tetero, y tener en cuenta todas las opiniones para cada situación particular es algo estúpido. Haz lo que te funcione.

Con frecuencia comparamos nuestras ideas sobre lo que deberíamos ser capaces de hacer como embarazadas o mamás lactantes de la era moderna, con lo que hacían las mujeres en otros tiempos de la historia. La confianza y el alivio que nos da el tetero quizás sea producto de que somos "culturalmente un mundo que alimenta con tetero", aunque les pese a todas las lactivistas. El engaño de que lo "natural" quiere decir que existen culturas donde las mujeres no tienen problemas para amamantar ni necesitan ayuda es absurdo e incorrecto. Es importante recordar que las mujeres primitivas y nuestros ancestros femeninos, se apoyaban unas a otras y creaban artefactos similares a los teteros para alimentar a sus hijos cuando había problemas para amamantar. Hoy en día usamos sacaleches eléctricos y fórmula. Quizás si dejáramos la mierda de que "amamantar es lo natural (y por lo tanto fácil)" fuera de nuestras conversaciones sobre lactancia, muchas más mujeres se sentirán seguras e incentivadas para atravesar los momentos difíciles con la ayuda de las pezoneras, los teteros, los extractores, la fórmula, etc. –sin sentirse avergonzadas.

CAPÍTULO 12

Y entonces, ¿por qué lo hacemos?

La lactancia puede ser de lo más dolorosa cuando se complica. El parto también lo es pero, como todo buen trauma, solemos enterrarlo en el inconsciente y olvidarlo hasta que tenemos que volver a enfrentarlo (o vemos a una mujer embarazada y sentimos la necesidad inexplicable de huir). Pero los problemas de lactancia son lo más parecido a que te pateen estando tirada en el piso –en las tetas, llenas de terminaciones nerviosas y desbordando de leche.

Una amiga me preguntó por qué estaba tan determinada a amamantar, con todos los problemas que me había generado. Imaginé un abanico de posibles respuestas: extraerme leche era peor; es lo que hay que hacer; las personas que saben del tema lo recomiendan; dado que es algo natural, se supone que tengo que ser capaz de hacerlo. Pero no era nada de eso. Realmente no tenía una respuesta para darle. La ciencia nos dice que el pecho es lo mejor y nos aferramos a esa idea. No hay indicios de que no sea así. Y culturalmente, estamos volviendo a darle importancia a la lactancia materna después de una era llena de miedo por los gérmenes y una industria a favor de la leche de fórmula. La ciencia y la cultura pueden ser la respuesta a nuestros intentos; pero la razón de nuestra elección es mucho más personal.

Santa Adele compartió su motivación personal. Ella, y me doy cuenta de que yo también, estaba de algún modo motivada por el orgullo. Quería hacerlo y tenía la convicción de que podía amamantar a su bebé diciéndose a sí misma, "Muchas mujeres lo han hecho a través de los años, ¿por qué no voy a poder hacerlo yo?". Estaba en contra de cualquier objeto que interviniera, como las pezoneras, porque sentía como si le arrebataran esa experiencia natural que vivía por primera vez. "De algún modo, me había mentalizado con que esas cosas las usaban las mamás que se habían dejado vencer por la lactancia muy rápido, o que ni siquiera lo habían intentado realmente, y solo querían el camino 'fácil'", dijo ella. "Esos pensamientos surgían del miedo, el cansancio y la desorientación que sentía cuando las cosas no salían como las planificaba. Siento como si ahora tuviera un respeto mucho más grande por la maternidad."

Mi orgullo fue un gran motivador, dado que yo nunca fui de esas personas que aceptan que hay cosas que no pueden hacer. Una profesora de matemática de séptimo grado, una vez me dijo que no podía cursar álgebra porque no podía multiplicar. Así que me salté matemática de octavo, e hice todo el programa hasta llegar a cálculo. Cuando se me mete algo en la cabeza, es muy difícil que alguien me detenga. Así fue con mi parto vaginal y también lo fue con la lactancia.

Fiachra, nuestra santa amiga irlandesa, se abrió generosamente y dijo que ella había tenido una relación muy fría con su mamá, y todas sus decisiones como madre derivaban de esa vivencia. "Quería desesperadamente tener con mis hijos todo ese apego que no había tenido con mi mamá. No tenía idea de por qué [amamantar] era tan importante [en ese momento], pero sentía que era de vida o muerte. Además, ¡el tetero no era una opción! No tengo idea qué hubiese hecho si la lactancia se hubiese complicado". Y el problema no era solo el tetero. Fiachra no dejaba que su primer bebé usara chupete, muñecos de apego, o que se chupara el dedo, o algo que lo calmara que no fuera mamá. "Era totalmente extremo", dijo ella. "Y no tengo problema en decir que en un par de años ya estaba bajo tratamiento psicológico". Pero, con su tercer hijo, Fiachra comenzó a usar tetero moderadamente cuando viajaba en auto, y también le sacó la teta nocturna al segundo, durmiéndolo con tetero. "Al final de todo este proceso recuerdo haber pensado 'Guau, ¡estos teteros son geniales!'". Hoy en día, ella tiene una gran relación con sus hijos.

Después de conocer su historia, comencé a dejar que Mi Pequeño Lechólico se calmara tomando teta, creo que intencionalmente. Cuando tenía nueve meses (y once o doce dientes), dejó de usar chupete y solo se metía los dedos en la boca hasta llegar al último diente. Nunca tuvo un muñeco de apego o peluche, hasta que dejó la teta. Ojalá alguien me lo hubiera dicho a lo largo de todo el proceso –validando mi teoría de que la dentición es dolorosa para ambos–, pero descifrarlo ahora quizás resulta más catártico que en ese momento. Igualmente, eso no explica por qué continuaba haciéndolo. Después de todo no sentía que estuviese siendo una buena madre por dejar que se calmara en mi pecho. Todo lo que sentía en ese momento, era dolor.

Santa Riona se enojó mucho conmigo cuando me catalogué como 'mala madre'. Ella creía que me estaba menospreciando como mamá, pero en realidad me estaba protegiendo de posibles críticas –mías y de otras personas. No puedes hablar mal de alguien que ya reconoció su error. Como yo no sentía que amamantar fuera increíble, o al menos todo color de rosa, sentía que estaba fallando como mamá. Creo que mi motivación obsesiva, provenía de esa idea en mi cabeza que determinaba que una buena mamá se conecta con su hijo a través de la lactancia. Y dado que tanto la conexión como la lactancia eran algo complicado en mi caso, sin mencionar la identidad maternal, sentía que tenía que lograr que amamantar fuera algo lindo, para probarme a mí misma que podía ser una buena madre. Resultó ser que necesitaba enfrentarme a esta nueva identidad, que actualmente amo, para darme cuenta de que soy una buena mamá.

Estuve lista para dejar atrás esa necesidad de amamantar, cuando me di cuenta de que Mi Pequeño Lechólico y yo nos conectábamos de la misma forma, aunque la leche saliera de otro envase, y que yo amaba ese momento y lo amaba a él. Al final, después de todo el estrés, el dolor y los problemas, estoy agradecida de haber intentado amamantar. Eso incentivó un proyecto (este libro), que espero que te ayude a ti y a otras mamás primerizas, tanto como me ayudó a mí a combinar mis identidades pre y postparto. Amamantar fue un desafío al que sobreviví. Hoy soy miembro de un club lleno de conversaciones con notas breves e historias muy peculiares que asustarían a cualquiera y eso es siempre algo divertido.

Amamantar es duro. Siempre lo ha sido. Así que no seas tan dura contigo misma.

La gente inteligente dice que cuando tenemos un bebé, él o ella debe dormir donde sea que duerma mejor. Ese es un buen consejo, y creo que el mismo concepto es válido para amamantar. Dale la teta como quieras dársela, y así tu familia logrará tener esa paz y armonía que necesita. Se trata de tu bebé y tú, así que haz lo que te resulte mejor.

Déjame decir que no creo que nadie la tenga realmente fácil, ¡y nadie que esté alimentando a su bebé lo está haciendo mal! No dejes que esas voces allá afuera (y en tu cabeza) te manipulen. Hay mucha ayuda disponible, y muchas consejeras de lactancia te asistirán gratis si el costo es alto o no te cubre tu seguro.

No importa si amamantamos o no, o por cuánto tiempo lo hacemos, eso no refleja lo mucho que amamos a nuestros hijos. Para algunas de nosotras, el dolor y la frustración que atravesamos en la lactancia dificulta la conexión con nuestros bebés. Si algo es cierto, es que todo el sufrimiento que atravesamos demuestra que estamos dispuestas a hacer lo que sea por nuestros chiquitos –pero es una tortura que no tenemos porqué soportar. Independientemente de eso, todas nosotras merecemos la santidad, o al menos un segundo Día de la Madre.

Así que dale un abrazo a esa mamá que amamanta – pero no la aprietes demasiado, seguro le duelen las tetas.